CÓMO VIVIR DÍA A DÍA

Dr. Bernie S. Siegel

Cómo vivir día a día

Una guía para la vida, el amor y la salud

EDICIONES URANO

Argentina - Colombia - España - México - Venezuela

Título original: *How to Live Between Office Visits*
Editor original: HarperCollins*Publishers*
Traducción: Marta I. Guastavino

Enric Granados, 113, pral. 1.ª - 08008 Barcelona

ISBN: 84-7953-090-1
Depósito legal: B. 909-95

Fotocomposición: Autoedició FD, S.L. - Muntaner, 217 - 08036 Barcelona
Impreso por Romanyà Valls, S.A. - Verdaguer, 1 - 08786 Capellades

Printed in Spain

La fe, la esperanza y el amor subsisten, las tres, pero el amor es la más grande.

1 Corintios 13,13

Para la persona y para la especie, el amor es la actitud que tiene el valor de supervivencia más elevado.

ASHLEY MONTAGU

A nuestros padres, que nos precedieron y siguen con nosotros en espíritu.

A mi padre, Simon B. Siegel, que me enseñó que estamos aquí para hacernos más fácil la vida los unos a los otros, y que la adversidad puede ser un regalo.

A mi suegro, Adolph L. Stern, que me enseñó lo que es el humor y el coraje pese a estar prisionero de un cuerpo que no podía mover.

Su consejo a la gente mayor era:

Si has de caerte, acuérdate de hacerlo sobre algo blando.

Pero yo una vez me caí sobre mi mujer y le rompí una pierna.

De modo que eso no sirve.

Diles que lo mejor es que se caigan hacia arriba.

Creo que los dos se cayeron hacia arriba.

A aquellos que todavía no han terminado conmigo: mi Creador y mis Cocreadores.

A mi madre, Rose, que me enseña a sobrevivir y a aceptar las nuevas directivas de Dios.

A mi mujer, Bobbie, el ser humano contemporáneo más importante de mi vida y el «ordenador portátil» más atractivo que conozco.

A mi suegra, Merle.

A mis hijos, Jonathan, Jeffrey, Stephen, Carolyn y Keith, y a sus queridos Judy, Marcia y Roy, por ayudarme a aprender más sobre el amor.

A las tres mosqueteras que colaboraron en el nacimiento de este libro:

Sally Arteseros, que me ayudó a darle forma y a crearlo,

Victoria Pryor, algo más que mi agente,

Carol Cohen, algo más que mi asesora editorial en HarperCollins.

Gracias a las tres por vuestra habilidad, paciencia y sabiduría.

A Lucille Ranciato, Susan Duffy y todas las personas que forman parte de mi vida. Ojalá tuviera espacio para mencionaros a todos por vuestro nombre. Quiero que sepáis que habéis sido importantes en mi vida, que todos sois las obras de arte que me inspiran.

Una pústula
es algo bello, una moneda
que ha acuñado el cuerpo, con un lema invisible:
En Dios confiamos.
Nuestro cuerpo nos ama
y, aunque el espíritu sueñe a la deriva,
él se ocupa de reparar el daño que le hacemos...

Cierra los ojos, pues sabes
que la curación es obra de la oscuridad,
y la oscuridad una túnica de la curación,
que al bajel de nuestra trémula aventura
lo mueven mareas que escapan de nuestro control.
La fe es el requisito de la salud:
este es el hecho con que contamos a falta
de mejor prueba de la existencia de Dios.

De *Ode to Healing*
[Oda a la curación]
JOHN UPDIKE

Índice

Introducción: Una guía para la vida, el amor y la salud

Un día de otoño de 1977 participaba yo en un taller, y sentada a mi lado estaba una paciente mía afectada de cáncer de mama. De pronto se volvió hacia mí.

–¿Sabe usted lo que necesito saber? Cómo vivir día a día, entre una visita y otra a su consulta.

Yo me había inscrito en el taller por las dificultades que se me planteaban como médico: debido a lo inadecuado de mi formación, no sabía cómo tratar a los pacientes en cuanto personas. Como muchos médicos, había levantado murallas a mi alrededor para protegerme del dolor emocional que presenciaba. Se me había preparado para tratar las enfermedades, y cuando me di cuenta de que no podía curarlas todas, empecé a sentirme un fracasado.

Ahora sé que enseñamos lo que necesitamos aprender. Y cuando esa señora se dirigió a mí, estoy seguro de que, además, también yo estaba sintiendo la necesidad interior de aprender a vivir. Entonces, aproveché su pregunta y le dije:

–Yo le enseñaré.

Creo que dentro de mí una voz me decía: «También yo necesito saber eso. Podemos trabajar juntos en ello». (En aquel momento pensé que necesitaríamos unas ocho sesiones, y que en un par de meses ya sabríamos cómo vivir. Pero aquel cursillo se ha extendido durante más de quince años, y yo todavía estoy trabajando en el mismo problema, el de vivir.)

Envié cartas a un centenar de pacientes, invitándolos a participar en un grupo para hablar de su vida, hacer dibujos y aprender a convivir con su enfermedad. Pensé que ellos se lo dirían a otros, y esperaba que responderían centenares de personas. Pero sólo aparecieron una docena de mujeres, de manera que empezamos con aquel pequeño grupo. (Y tampoco es coincidencia que fueran mujeres.)

Yo quería descubrir qué diferenciaba a esas personas. En mi condición de cirujano, ¿qué podría aprender de ellas? ¿Y cómo podían otras personas aprender a convertirse ellas también en «supervivientes»? Esas mujeres me estaban enseñando qué era vivir, me demostraban que yo no tenía las respuestas, porque no me había enfrentado con la adversidad como ellas. Había creído que sería yo quien les enseñaría y les ayudaría, pero me di cuenta de que eran ellas quienes me enseñaban a mí.

Empezamos a reunirnos regularmente, y a la larga, a partir de nuestras reuniones se fueron organizando charlas más prolongadas y algunos talleres. Mi mujer, Bobbie, fue quien bautizó al grupo. Lo llamó «Pacientes excepcionales de cáncer» [en inglés, Exceptional Cancer Patients (ECaP)]. En la actualidad, los ECaP se han convertido en recurso y modelo de los grupos de apoyo en el mundo entero. Hemos comprobado que todas las enfermedades se ven afectadas por las intervenciones psicosociales. Y a mí me emocionan los últimos cambios en la actitud de los médicos. Incluso en los hospitales, estamos empezando a humanizar nuestro trato con la gente, en vez de limitarnos a un enfoque meramente mecánico de la enfermedad.

Después de haber fundado los ECaP, Bobbie y yo empezamos a viajar por todo el país, dando conferencias y dirigiendo talleres sobre el arte de sanar. Yo había tenido la esperanza de que mis libros (*Love, Medicine and Miracles* y *Peace, Love and Healing**) responderían a muchas de las preguntas que se hace la gente. Pero no me di cuenta de lo que puede representar un libro en lo que se refiere a que el mundo se entere de la existencia del autor, y me encontré con que la vida se me había puesto patas arriba. La gente empezó a querer ponerse en contacto conmigo; ya no le bastaban mis libros. En las conferencias y los talleres se me acercaban para hablar conmigo y hacerme muchas preguntas. Otras personas, impulsadas por su necesidad, me escribían o me llamaban. Ha habido quien, a veces, se me ha acercado en momentos inoportunos, y yo no siempre he podido responder a las preguntas de la forma en que me hubiera gustado hacerlo.

He escrito este libro para dar más respuestas. Vosotros habéis sido mis maestros y me habéis ayudado a encontrar respuestas. Algunas de las preguntas que incluyo en este libro se refieren a problemas universales; otras son más específicas. Algunas no podré responderlas jamás; sólo vosotros tenéis las respuestas. Yo quiero que este libro os ofrezca información, pero también deseo que sea un apoyo muy especial, una voz que consuela, un abrazo que no siempre puedo dar en persona cuando hace falta. Juntos aprenderemos.

Cuando empezamos, nuestros talleres iban dirigidos a los pacientes de cáncer, pero se han ido ampliando y ahora están abiertos a todo el mundo, porque nadie está libre de la enfermedad. Soy consciente de que también les hablo a los médicos, los consejeros psicológicos y los estudiantes; a las familias de los enfermos; a los que tienen sida, lupus o esclerosis múltiple. Hablo a todos los que nos damos cuenta de que somos mortales y queremos que cada día sea valioso.

* Hay traducción al castellano: *Amor, medicina milagrosa*, Espasa-Calpe, Madrid, 1988, y *Paz, amor y autocuración*, Urano, Barcelona, 1990. (*N. del E.*)

Muchas personas, tanto si les tocaran millones de dólares en la lotería como si les dijeran que no les queda más que un año de vida, no sabrían qué hacer con su vida. Yo creo que si a alguien le preguntan qué haría en los siguientes doce meses en el caso de que le tocara la lotería y en el de que se enterase de que va a morir en el plazo de un año, y su respuesta es la misma en ambos casos, entonces de verdad está viviendo su vida, porque vive plenamente en el momento.

También tengo algunas preguntas para ti; las hacemos en los talleres. Por ejemplo: si al llenar tu declaración de renta tuvieras que solicitar además permiso para vivir, ¿cómo lo harías? (Párate un minuto a pensarlo, porque si llego a ser presidente esta pregunta sin duda formará parte de la declaración de la renta. Si no aceptamos tus razones, te reconoceremos derecho a devolución para que puedas disfrutar de tu último año.) Espero que tu solicitud haga que la gente que la lea desee concederte una vida más larga.

También se te harán algunas preguntas sobre cómo se puede morir con una sonrisa en los labios, rodeado por los seres queridos, como hizo mi padre. Ya contaré su historia al final del libro, pero espero que entretanto pienses en ello y en cómo podría ser la escena: tú muriéndote rodeado de las personas que te aman, y que estarán contando historias maravillosas sobre tu vida y tus relaciones.

Lo que quiero es desafiarte, inquietarte y hacerte pensar. Me gustaría que este libro fuera una conversación entre tú y yo.

En ocasiones pienso cuánto más fácil sería la vida si todos viniéramos al mundo con un libro bajo el brazo titulado *Una guía para la vida, el amor y la salud* (en una bolsa herméticamente cerrada que lo mantuviera protegido durante el embarazo y el parto).

Los padres leerían el libro, y se lo darían a su hijo cuando aprendiera a leer; los capítulos tratarían de todos los problemas en los que uno puede meterse en la vida. Allí siempre encontraríamos un recurso.

Desde luego, es mejor no necesitar ningún libro a modo de guía, y tener la fuerza y la capacidad interior necesarias para afrontar todos los problemas. Entonces, podemos simplemente mirar en nuestro propio corazón, escucharnos, recurrir a nuestras fuerzas y a las de nuestros seres queridos, y superar de una forma saludable cualquier dificultad. Es lo que espero que haga por ti este libro: ayudarte a escuchar esa voz, la más importante de todas, la que habla desde tu interior, para que así puedas aprender lo que es la verdadera salud.

¿Cómo podemos saber de qué manera hemos de vivir? ¿Cómo podemos encontrar nuestro camino? He observado que hay un tema recurrente, que aparece una y otra vez en cuentos y relatos, y es el del caballo que encuentra el camino a casa cuando le aflojan las riendas.

En el mito del Grial, Parsifal, el caballero, entra con su caballo en la parte más oscura del bosque y suelta las riendas. En el *Yoga Journal*, se habla del carruaje tirado por caballos que, si lo conduce solamente el intelecto, va a parar a una zanja, mientras que cuando en su conducción participa el lado intuitivo, la parte de nosotros que, en un nivel profundo, conoce el camino adecuado, la dirección de nuestra vida se aclara.

Creo que dentro de cada uno de nosotros se encuentra el conocimiento de nuestro camino. Es algo intuitivo. Y sin embargo, es muy frecuente que lo abandonemos y, en lugar de vivir nuestra propia vida, sigamos el camino que otra persona ha escogido para nosotros. Pero podemos prestar atención a la senda por donde nos gustaría ir, podemos seguir montados en el caballo, pero aflojando las riendas.

La dirección más importante que podemos tomar no es

hacia el este o el oeste, hacia el norte o el sur; es hacia el interior de nosotros mismos. Hay una senda que te lleva a tu propio corazón, al cofre de tus propios tesoros, y es la que yo querría que siguieras. Cuando la gente lo hace, le oigo decir: «Tengo una enfermedad, pero ella no me tiene a mí».

Siempre he sentido que la vida y la naturaleza nos señalan cuándo estamos bien encaminados. Cuando encontramos nuestra manera de aportar amor al mundo, estamos en armonía con él, en sintonía con nuestra inteligencia y con la naturaleza. Procuremos, pues, hallar el modo de dar en la vida.

A menudo oigo que la gente habla de cómo el cáncer puede ser una llamada que despierta, un nuevo comienzo. Muchas personas me han dicho que eso es lo que representa para ellas.

–Ha sido un don para nosotros y una experiencia positiva en nuestra vida –oigo decir a los padres de un pequeño enfermo de cáncer.

No están diciendo a los padres de otros niños enfermos que la enfermedad sea un don, sino que les enseñan qué se puede obtener de ella.

A una mujer llamada Esther Redelsheimer, que tuvo que enfrentarse con un cáncer de mama, le preocupaba este tema, y me escribió:

> Cerré de golpe su libro. Ya había leído bastante sobre los beneficios de la enfermedad. La mía era un tumor de mama, maligno, y yo no iba a ponerme a buscar ninguno de sus beneficios. Estaba enferma, no loca. No era como tener un bebé. En ese caso el beneficio de las náuseas matutinas, del aumento de peso y de los dolores del parto era bien visible. Ahí estaba, en mis brazos, cálido, bonito, milagroso, respirando con calma en su sueño. Tener un bebé era fascinante, pero un tumor no. El tumor me daba miedo. La intervención, una mastectomía doble que ni siquiera era una curación segura, me asustaba todavía más. Y después de la intervención me sentí más débil que después del parto.

Mi respuesta fue compartir con ella un poema llamado «Nacimiento», escrito por Leslie Baer, una mujer que también tenía cáncer:

A veces, nueve meses parecen demasiado tiempo
mientras observo el cambio en mi cuerpo.
Cansada, inmóvil, miro fijamente la vida,
y vivo dentro de mi mente.
Los libros y la música me transportan
más allá del cuerpo,
y se agita dentro de mí una nueva vida.
Los nueve meses, finalmente, pasan
y doy a luz a mi hijo.
La incomodidad y el dolor
ahora se justifican.
Radiación y quimioterapia.
A veces, doce meses parecen demasiado tiempo
mientras observo el cambio en mi cuerpo.
Sentada, inmóvil, miro fijamente la vida,
y vivo dentro de mi mente.
Los libros y la música me transportan
más allá del cuerpo,
y se agita dentro de mí una nueva vida.
Los doce meses, finalmente, pasan
y me doy a luz a mí misma.
La incomodidad y el dolor
ahora se justifican.

La vida es un dolor de parto, que vale la pena si podemos darnos a luz a nosotros mismos. Pero yo veo a personas que, en cierto sentido, han muerto para mantenerse vivas. Estoy hablando de convertirse en alguien que no se quiere ser, a causa de la presión de los padres o de otras figuras de autoridad, de convertirse en médico, maestro, fontanero o ama de casa, aunque ni el trabajo ni el papel tengan significado para uno. Y entonces, un día, nos dicen que sólo nos queda un año de vida. A algunas personas, descubrir que son mortales les da, finalmente, permiso para vivir su vida. Entonces es cuando el maestro deja su trabajo y se muda a la orilla del mar, cuando el médico se compra una flauta, el ama de casa vuelve a la universidad y el fontanero se hace escultor. Dejan que muera su falso yo para dar nacimiento a lo que verdaderamente son. Uno puede suicidarse sin dañar su cuerpo.

No se necesita ningún permiso para hacer eso. Todos somos mortales. No esperes a que alguien te diga que tienes cáncer o sida. Empieza a vivir ahora. Bríndate una nueva fecha de nacimiento.

Entonces el proceso de sanación psicológica y espiritual se podrá producir, y además puede ir acompañado de una curación física. El cambio físico es una consecuencia del hecho de haberse dado a luz a uno mismo, libre de las enfermedades del pasado. No te enfades contigo ni te culpes por la forma en que has sobrevivido y satisfecho tus necesidades. Todos los síntomas son honorables: te reencaminan, te llevan hacia delante. Lo pasado, ya pasó.

Es interesante que Esther Redelsheimer, que había empezado enfadándose y preguntando cuáles eran las ventajas de estar enferma, terminara su carta diciendo que su vida había tomado una nueva dirección:

> Independientemente de lo que haga –trabajar de voluntaria, arreglar el jardín o algo especial como acudir a un concierto–, cada día me ofrece una buena cantidad de significado y oportunidades. He decidido encontrar el significado y sacar partido de las oportunidades. Mi enfoque ha sido contagioso, y mi marido parece haberlo captado. Ojalá no hubiera tenido que admitirlo, porque debería haber sido capaz de celebrar la vida sin tener que enfermar de cáncer. Pero mi nueva evaluación, lo mismo que la de mi marido, es un beneficio de la enfermedad.
>
> Y ya que me he puesto a admitir los beneficios, tengo que añadir que he dejado de planchar camisas. Mientras estuve en el hospital nos resultaba más fácil y mejor llevarlas a la lavan-

dería. Y además, desde que me hicieron la cirugía reconstructiva, si quiero hasta puedo ir sin sujetador, y a veces lo hago. A pesar de todo, si vuelvo a enfermar, preferiría no hablar de beneficios.

Sé que el entorno y la herencia desempeñan su papel en la capacidad que cada cual tiene de llevar una vida plena y de mantenerse sano. Me hago cargo de que tú puedes haber nacido con alguna dolencia o haber vivido en un ambiente nocivo. Pero estamos hablando de las opciones que uno hace y que sanan su vida. Hay tetrapléjicos prisioneros en su cuerpo que llevan una vida sanada, y epilépticos y personas que padecen parálisis cerebral, y gente que está en la cárcel, y personas con cáncer, sida o cualquier otra enfermedad. Todos podemos llevar vidas sanadas y convertirnos en sanadores de quienes nos rodean.

Veo cómo un artista tetrapléjico sujeta el pincel con la boca para crear belleza y amor. Sé de una mujer que padece una parálisis cerebral con atetosis y no puede controlar ninguna parte de su cuerpo. Para que logre escribirme una carta han de atarla a una silla y amordazarla con el fin de que no se caiga ni babee sobre el ordenador. Entonces puede mecanografiar con la nariz sobre el teclado. Me envió una tarjeta de Navidad en la que me decía: «Pasemos la Navidad con Jesús, ayudando a seres menos afortunados que nosotros».

Las personas como ella no nos inspiran porque sus desdichas hagan que las nuestras nos parezcan menos graves, sino porque nos enseñan. La cuestión no es quién tiene el peor problema; todos tenemos problemas, y al afrontarlos podemos inspirarnos los unos a los otros.

Me contaron que en uno de los episodios de la serie *Los intocables*, Eliot Ness captura a un gángster parapléjico que está en una silla de ruedas. Ness le pregunta por qué se convirtió en un criminal, y el gángster le responde: «Siendo un disminuido, ¿cómo podía ganarme la vida? Tuve que hacerme gángster. ¿Qué otra cosa podía haber hecho?». Ness se saca del bolsillo un periódico que anuncia que Franklin Delano Roosevelt ha sido elegido presidente. Hay una foto de él en una silla de ruedas, y se la muestra al criminal, diciéndole: «Bueno, por ejemplo, podría haberse presentado como candidato a la presidencia».

Hay personas que tienen tanto miedo de arriesgarse, de no ser nada, que, de hecho, se matan en vez de vivir su vida. Recientemente estuve en una conferencia que se anunciaba con el título de «Lo humano sin límites». Creo que apenas estamos empezando a tantear y a entender que para los seres humanos la cuestión que se plantea no es de límites, sino de posibilidades.

Sí, uno tiene que estar dispuesto a arriesgarse. Un hombre me dijo hace poco que estaba pensando en escribir un libro titulado *La segunda vida*, hablando de lo que ha hecho la gente impulsada por un cáncer, una enfermedad cardíaca o un accidente. Pero yo no quiero que la gente necesite una segunda vida, sino que viva ésta, la que tiene ahora.

La vida es una oportunidad para que cada cual haga, a su manera, su contribución de amor. Me gustaría que encontraras la fuerza que –estoy seguro– llevas en tu interior para nutrirte de ella, y que después usaras esa fuerza y esa energía para vivir plenamente. Te darás cuenta de que eres una esfera cuyo centro está en todas partes y su circunferencia en ninguna. De la misma manera que un solo pensamiento afecta a la totalidad de tu cuerpo, también tú, cuando cambias, afectas a todo el mundo. Date, pues, a luz y empieza a vivir. Deja que el río de tu vida fluya libre y profundamente, y que los guijarros de tu amor caigan en el agua para crear ondulaciones que nos alcancen a todos.

1

¡Socorro! Desde aquí, ¿a dónde voy?

Esta es la verdadera dicha de la vida, que te usen para un propósito que tú mismo reconoces como inmenso; que te apuren hasta la última gota antes de arrojarte al montón de la basura.

GEORGE BERNARD SHAW
Epístola dedicatoria a *Hombre y superhombre*

No quiero que me ahorren, quiero que me gasten.

FRITZ PERLS
Fundador de la terapia Gestalt

Somos perfectamente imperfectos

Recibo muchas cartas, y a menudo terminan con estas palabras: «¡Socorro! Desde aquí, ¿a dónde voy?». A veces, esta pregunta la hace gente que está enferma, o quizás alguien que se ha recuperado y se pregunta qué hacer con su vida.

Una señora me escribió:

> Muchas veces me dijeron que no me quedaba mucho tiempo de vida, y como estaba muy enferma, pensé que tal vez tuvieran razón. Entonces hice testamento y dejé mis objetos más queridos a la familia y los amigos. Me compré un perro, tomé más vitaminas, empecé a hacer ejercicio y a alimentarme mejor, a reírme más, y cumplí el deseo de mi vida: construir en el patio de atrás un jardín tropical. Ya que me iba a morir, más valía que hiciera todas las cosas que quería hacer.
>
> Pero viví, y ahora voy a matarme a fuerza de no reducir nunca la marcha. ¡Socorro! Desde aquí, ¿a dónde voy?

A personas como ella es fácil ayudarlas. Puedo recetarles que se echen una siesta. Están viviendo plenamente su vida: ardiendo sin consumirse. Están gastando su vida.

Cuando uno arde, vive su vida, y con una siesta o unas vacaciones recupera la energía y la fuerza necesarias para seguir. Pero al que se consume, un simple descanso no lo curará. Consumirse significa abusar de uno mismo, morirse cuando aún queda mucha vela en el candelero. Significa no haber vivido nunca plenamente.

Muchas personas soportan un dolor increíble. Están abrumadas por las dificultades y la aparente injusticia de la vida. Han perdido su poder; por eso, cuando aparece un libro sobre cómo suicidarse, se convierte en un *bestseller*. Pero si uno recupera su poder, recupera su vida y su muerte, y ya no tiene por qué asustarse. ¿Cómo se obtiene ese poder? Eso es lo que espero que podamos estudiar juntos.

En parte la respuesta reside en darnos cuenta de que no tenemos que ser perfectos.

En *Tales of the Hasidim*,* de Martin Buber, hay un relato que explica cómo cada uno de nosotros tendría que llevar en un bolsillo una tarjeta con estas palabras: «Por mí se creó el mundo», y en otro bolsillo otra que dijera: «Soy polvo y cenizas». Ambas afirmaciones son ciertas. Juntas, dicen que somos perfectamente imperfectos. Uno puede buscar en el bolsillo más apropiado según el día.

Es una idea que me gusta tener presente, porque lo que importa, aquello con lo que estamos luchando, es el proceso de la vida, no su producto ni su resultado. De hecho, podemos decir que el proceso *es* el producto; eso es lo que quiere decir «vivir tu vida». Criar a tu hijo, cultivar tu jardín, conducir el autobús, manejar el ascensor, amar al mundo a tu manera... esas son las cosas que importan, no el reloj de oro o el diploma que te regalan cuando te retiras. Lo que importa es la experiencia de vivir, no la búsqueda de un significado. El significado lo da nuestra manera de amar al mundo.

Ninguno de nosotros será jamás un producto terminado.

* Hay traducción al castellano: *Cuentos jasídicos*, Paidós Ibérica, Barcelona, 1983. *(N. del E.)*

Y una vez que nos demos cuenta de que no tenemos que ser perfectos, podemos dejar ver nuestra vulnerabilidad y pedir ayuda. Podemos cambiar nuestra idea de lo que significa ser «independiente».

El verdadero significado de la independencia

A muchos nos han educado en la idea de que tenemos que resolver solos nuestros problemas, poner «cara de valientes» y ser fuertes. Pero si piensas que con empeñarte en hacerlo todo te independizas, te equivocas. Así lo único que conseguirás será agotarte y volverte vulnerable a la enfermedad, y eso te llevará a resentirte con el mundo. Y terminarás por tener escasas relaciones auténticas y muy poco apoyo.

Ser independiente no significa que no necesites de nadie más en tu vida. Todos necesitamos de los demás para dar sentido a nuestra vida. Ser independiente quiere decir conocer tanto tu capacidad de afrontar la adversidad como la de expresar tus sentimientos, la de pedir ayuda cuando es necesaria, la de aprender a compartir tus necesidades. Significa no ser un solitario ni siquiera cuando se está solo, y llegar a convertirse en un ser humano pleno y completo, en el sentido más saludable de la palabra.

¿Qué hay dentro de nosotros que nos dice que somos débiles y vulnerables si pedimos ayuda, aunque sólo sea preguntar por una dirección si estamos perdidos? Mi mujer, Bobbie, cuenta un chiste que siempre provoca carcajadas en nuestros talleres, especialmente en las mujeres: «¿Por qué las tribus de Israel se pasaron cuarenta años en el desierto? Porque ni siquiera entonces los hombres eran capaces de preguntar por el camino». Empecemos a entender que podemos pedir auxilio.

El doctor Walter Menninger, un amigo y compañero de clase en la Facultad de Medicina, escribió un artículo titulado «El imperativo de la salud mental: aprender de la adversidad», donde dice: «Reconoce que todo tiene sus límites [...] y aprende a interpretar tus propias señales que te indican que te acercas a los límites o que ya los has sobrepasado. Y siéntete cómodo al pedir ayuda cuando hayas ido más allá de tus límites».

Si en tu familia no te lo enseñaron, puede resultarte difícil establecer pautas de comportamiento nuevas y abandonar las viejas.

El reverendo William Chidester es un pastor protestante que se ha pasado toda la vida dando. Es algo que he visto muchas veces y con gente de todas las profesiones. Pero sólo cuando enfermó se dio cuenta de la cantidad de amor con que podía verse retribuido. Él y su mujer acostumbraban a cuidar de nuestros hijos cuando vivían en Connecticut, a comienzos de los años setenta. Después se mudaron a Ohio, donde él contrajo una enfermedad del hígado para la cual no había curación ni tratamiento específico, a no ser un trasplante cuando la función hepática estuviera más deteriorada. Durante muchos años, la dolencia fue prácticamente asintomática y le permitió tratar su enfermedad valiéndose de técnicas de autocuración que aprendió en diversos libros, y que incluían meditaciones y visualizaciones. En una ocasión me escribió para contarme que desde el comienzo él y Sharon, su mujer, habían decidido:

> [...] que en lo referente a todos los aspectos de la enfermedad seríamos tan activos y positivos como pudiéramos. Hicimos muchas preguntas. Yo hacía tanto ejercicio como podía. Teníamos la sensación de que necesitaba un trasplante, de que

eso daría buen resultado. En el hospital, tomé una decisión que me ayudó a desprenderme de mucha culpa. Decidí que estaba haciendo todo lo que podía, y que si se producía algún rechazo, eso era algo que yo no podía controlar. Me hacía cargo de los aspectos espirituales, psicológicos y físicos de mi recuperación, pero no podía obligar a mi cuerpo a no rechazar el trasplante.

El apoyo que recibí de mis amigos durante mi estancia en el hospital fue tanto que no encuentro palabras para contarlo. Y eso me impresionó de tal manera que jamás lo olvidaré, ya que en mi condición de pastor dedico mucho tiempo al cuidado y la atención de otras personas, un proceso que siento que me afirma. Trabajo mucho para ganarme el amor, la confianza y la admiración de la gente, siendo tan buen pastor como puedo. Sin embargo, jamás he podido hacer bastante. Entonces me encuentro con algo que no puedo hacer, funcionar con mi propio hígado, y a partir de mi debilidad se me revela la gracia de Dios. A causa de lo que no puedo hacer, he recibido el apoyo y el amor de muchas personas en una medida que va más allá de lo que jamás habría creído posible.

Sacerdotes, médicos, enfermeras, todas las personas que trabajan en el campo de la salud y, para el caso, cada uno de nosotros podemos aprender de esto. Nuestros pacientes, nuestros seres queridos, nuestros amigos pueden ser un recurso.

Cuando uno revela su vulnerabilidad no sólo se ayuda a sí mismo; también ayuda a los demás. Y lo que descubre es que todas las personas que hay a su alrededor necesitan ayuda, y que empiezan a compartir con uno cosas de las que jamás habían hablado antes.

¿Que cómo puedes revelar tu vulnerabilidad? Los corazones rotos no se ven; cuando andes por la calle o asistas a un taller ya puedes mirar a tu alrededor, que no tendrás idea de quién anda con el corazón roto. Pero sí sabes quién tiene una pierna o un brazo roto, o quién cojea. Esas son cosas visibles.

Entonces, mañana, cuando salgas, ve con un brazo en cabestrillo, cojeando y con un bastón, y observa lo que hace la gente por ti y cómo se relaciona contigo.

Fue lo que vi en el hospital cuando me afeité la cabeza. Por mis libros anteriores, muchos de mis lectores saben qué fue lo que me llevó a afeitármela. Aprendí que tenía un valor simbólico de descubrimiento de afectos y de renacimiento espiritual, como la cabeza de un bebé o la de un monje. Ahora yo era diferente. La gente empezó a hablar conmigo y a decirme cosas que antes jamás me habían dicho, aunque nos conociéramos desde hacía años. Ahora estaba herido y se sentían a salvo hablando conmigo.

Cuando compartes lo que hay en tu corazón, los demás también lo hacen contigo y te ayudan. De hecho, llegas a ser más independiente, porque eres capaz de aceptar ayuda y sabes que estará allí cuando la necesites. Saber que puedes cuidar de ti te da independencia. En parte ser independiente es decir: «Tengo recursos y hay gente que puede responderme. No he de usar una y otra vez a la misma persona, o a mi familia». Te creas una red de personas que te ayudan a mantener tu independencia. Y lo haces también por ellas.

A algunas personas, las relaciones les asustan. Cuando pregunté a una mujer cómo describiría su cáncer, me dijo:

–Es un fracaso.

–¿Qué quiere decir con eso? –le pregunté.

–Bueno, que mi cuerpo me ha fallado –fue su respuesta.

–No –le dije–, lo que me interesa es qué papel tiene en su vida la palabra «fracaso».

–Mis padres se suicidaron cuando era pequeña –me respondió–. De niña debo de haber sido un fracaso.

Es difícil establecer relaciones si uno ha tenido una niñez así, porque entonces tiene miedo de que los demás le hagan daño. Esa mujer no pedía ayuda ni se dejaba abrazar. Pero debido a su cáncer cambió; las murallas se desmoronaron. Se dio cuenta de que los demás también tienen problemas. Entonces pensó que podía ayudarles, y realmente fue así, a causa de sus propias dificultades. Desde entonces pudo aceptar la ayuda de otras personas.

Por favor, no espere a tener un cáncer para aprender algunas de estas lecciones.

El hallazgo de tu auténtico camino: Sigue el ritmo del universo

Un hombre me confió que tiene que «tenerlo todo terminado y en orden» para poder sentirse mentalmente en paz o relajarse. Yo sé lo que es eso, porque hace años tenía la costumbre de hacer listas. Al ser médico, siempre me estaban llamando, y yo solía tener listas de cosas que podía hacer en quince minutos en caso de que me llamaran y tuviera que correr al hospital, o de cosas que podía hacer en un día libre cuando uno de mis colegas me reemplazaba. A medida que la naturaleza de mi trabajo fue cambiando y empecé a estar más abierto a mis sentimientos, fui rompiendo las listas. La verdad es que si en casa se revienta una cañería, de pronto eso está en tu lista: tienes que hacer algo al respecto. Si en el techo hay una gotera, puedes poner un cubo debajo y ocuparte luego del asunto. Pero sigue con tu vida, y no te dejes regir por una lista. Jamás podrás terminar con todo. La vida consiste en aprender a convivir con el desorden, y de todas maneras, ¿quién sabe lo que es el orden?

En el coche llevo una pegatina que dice: «En el universo todo está sujeto al cambio y todo sucede en el momento adecuado». Si sigues el ritmo del universo, todo está en orden. Te encuentras en el país de Dios, como la naturaleza, que es caótica, pero ordenada. Y nuestro cuerpo está hecho para sobrevivir al caos, a los cambios de tiempo internos. No está perfectamente regulado y ordenado al minuto.

Cuando uno se entera de las nuevas teorías de la física sobre el caos, empieza a ver un diseño interno en el cuerpo. En su libro *Chaos: Making a New Science*,* James Gleick estudia cómo un organismo vivo crea una corriente de orden a partir del caos y el desorden que lo rodean. Estamos hechos para los cambios y comportamientos caóticos e imprevisibles. De hecho, el cambio es lo que nos alimenta. Nos veríamos en dificultades si todo fuera siempre exacto: el tiempo, el pulso o la presión sanguínea. Esta clase de precisión sería muy amenazadora, porque entonces, si se produjera un cambio, no seríamos capaces de manejarlo.

Los sistemas biológicos pueden participar en el cambio, y podemos alcanzar la paz mental sin que todo funcione de acuerdo con lo previsto. Hay cosas prácticas que podemos hacer para acostumbrarnos a aceptar el cambio, por ejemplo llevar un diario de nuestros sentimientos o expresar cómo nos sentimos cuando no lo tenemos todo bajo control. También podríamos participar en un grupo para hablar con otras personas que tengan los mismos sentimientos y aprender a meditar, visualizar y respirar profundamente para, de este modo, disponer de recursos en los momentos en que las cosas se ponen difíciles. Todo esto nos lleva a seguir el ritmo del universo y nos ayuda a dejar de juzgarlo todo como correcto o equivocado.

Un retraso puede salvarte la vida: por ejemplo, si pierdes un avión que se estrella, o si mientras esperas a que te hagan una radiografía te encuentras con alguien que te da un magnífico consejo sobre tu enfermedad. Si todo hubiera andado «según lo previsto», no te habrías encontrado con esa persona. Recuerda que los relojes del Cielo no tie-

* Hay traducción al castellano: *Caos*, Seix Barral, Barcelona, 1988. (*N. del E.*)

nen manecillas; todos dicen: «Uno, dos, tres, cuatro, pierde cuidado».

Bobbie y yo viajamos mucho, y si llegamos a casa y la calefacción o el aire acondicionado no funciona, tratamos de que el servicio de reparaciones venga ese mismo día para tenerlo todo en orden antes de volver a irnos. Las cosas pueden complicarse, y yo a veces me irrito. Pero comprendo que así es mi vida. No soy ninguna víctima. Yo decidí vivir de esa manera. Y tú y yo sabemos que lo que nos atormentaba hace un par de meses ahora ya no parece tan importante, y que nos van a suceder muchas otras cosas. (Cuando la gente entra en el Cielo y vuelve la mirada hacia la Tierra, lo que pregunta con más frecuencia es: «¿Y por qué yo me comportaba con tanta seriedad allá abajo?».)

Cheryl Parsons Darnell, una mujer maravillosa, de Tejas, escribió algunos hermosos poemas; después de su muerte, su marido me envió varios. Uno se titula «Las lecciones de Tejas», y habla de cómo aprender a convivir con las dificultades de la vida.

En este poema, Cheryl habla de su niñez en Tejas, con lluvias, inundaciones, sequías, huracanes y ciclones, y de cómo hay que convivir con ellos. Concluye con estos versos:

> Yo me crié en Tejas, y allí se aprende
> a tener siempre velas y linternas,
> y también a conocer el tiempo, el amor y la vida,
> y la forma de capearlos.

Así pues, prepara las velas y las linternas –todos tus recursos, las cosas que necesites– y aprende a capear la vida. Y no es necesario que te aferres a las riendas para hacerlo.

Recuerda a qué has sobrevivido. Piensa en lo que eres capaz de hacer. Estar en contacto con tus sentimientos y necesidades, participando en la vida a tu manera, escogiendo la felicidad y llevando dentro de ti la esperanza y la paz...

estas son las cosas que dan un sentido a la vida. Si tienes paz mental, toda tu vida se impregnará de ella. Puedes optar por conservar tu poder, por la felicidad, y decir que sí y que no en los momentos adecuados.

Aprende a decirle que no al mundo y a decirte que sí a ti

Lo primero que respondo cuando alguien me pregunta cómo puede aprender a decir que no es sugerirle que cambie la pregunta por esta otra: «¿Cómo puedo decirme que sí y valorarme positivamente?». Mírate en el espejo y empieza a decir que sí. Entonces te resultará más fácil decir que no a las cosas que no quieres hacer. No te estoy diciendo que seas egoísta: lo que te pido es que hagas lo que quieras hacer para amar al mundo, para colaborar en él.

A veces, la gente se sorprende cuando me enfado. Pero yo creo que es saludable decir que no, mostrarse enfadado (y no estoy hablando de resentimiento ni de odio, sino de simple enfado). Si alguien nos pisa, ¿le pedimos disculpas porque nuestro pie ha quedado debajo del suyo, o nos quejamos de que nos está pisando y nos hace daño?

El enojo es una defensa de nuestra peculiaridad y nuestra individualidad. En la Biblia se lo llama «justa indignación». Si no te gusta la idea de enojarte, ya ves que no hay nada en contra de indignarse justamente.

En cierto sentido, decir que no significa defenderse. ¿Quieres que los demás usen y abusen de ti? Si no te sientes una persona valiosa, no tienes autoestima ni te amas, te resultará difícil decir que no. Pero tan pronto como pienses que tanto tú como tu tiempo sois importantes, podrás demostrar tu enojo con quienes pretendan usarte. Y entonces serán ellos quienes se sorprendan:

–Vaya, yo pensaba que eras un encanto de persona.

Pero ser un encanto de persona no significa ser un felpudo. Y después de enfadarme con alguien o de decirle que no, todavía puedo darle un abrazo.

Cuando le digo a alguien que no, eso no significa que no me importe, sino que en ese preciso momento hay algo que me importa más. Esta es mi vida, este es mi tiempo, y quiero usarlo a mi modo. Quizá los demás empiecen a entender que el «no» proviene de un lugar diferente; no tiene nada que ver con que yo no los aprecie, sino con el hecho de que me cuido y me aprecio a mí mismo.

Cuando la gente pretende manipularte, tienes que hacerte valer. Quizá te parezca más fácil y más seguro enfermar, porque entonces los demás se compadecerán de ti, y tú podrás controlarlos y decirles que no sin sentirte culpable. Yo puedo garantizarte que todavía es más fácil estar muerto. Entonces nadie te fastidiará. Pero, ¡a qué oportunidad habrás renunciado! En vez de recurrir a una enfermedad para sacar partido de ella, hay formas más sanas de lograr nuestros objetivos.

El mensaje que transmitimos cuando decimos que no, es: «Estoy viviendo mi vida». No esperes a tus últimos diez minutos para decirlo por primera vez.

Si para sobrevivir has tenido que poner las necesidades de otras personas por delante de las tuyas, te costará aprender a decir que no. A los dos años, los niños lo dicen continuamente. Pero si el mensaje que recibiste en tu infancia fue que decir que no era destructivo o amenazante, o que negarse a algo era portarse mal y tener malos modales, ahora que eres mayor te resultará difícil hacerlo. Quizá no le gustes a la gente. Pero tienes que borrar esos viejos mensajes parentales, hipnóticos y autoritarios que te van matando.

Practica: di que no y ve cómo el mundo no se viene abajo. Incluso es posible que mejore.

Cuando aprendas a decir que no, ya no será necesario que la enfermedad lo diga por ti. Puedes cambiar tu manera de responder frente al mundo. Cuando oigas el teléfono o algún otro sonido intermitente, deja que se convierta en una «campana de atención», como lo expresa el monje budista Thich Nhat Hahn en su maravilloso libro *Peace in Every Step*,* donde sugiere que cuando oigamos un sonido de esta clase –la campana de una iglesia, tres timbrazos del teléfono o cualquier otro– respiremos en paz, pensando: «Este sonido me trae de regreso a mi verdadero yo». Entonces el timbre del teléfono nos puede aportar paz y amor, y cuando contestemos, lo haremos desde un lugar diferente. La llamada se convierte en un regalo. Una mujer, que estaba a punto de suicidarse, se levantó para atender al teléfono. La llamada la salvó, porque se dio cuenta de que no tenía que suicidarse; bastaba con que dejara de atender al teléfono.

Mi madre compartió conmigo una experiencia. Un día, hace muchos años, cuando yo era niño, ella y mi padre llevaron a mi abuela materna al médico. Éste miró a mi madre y le dijo:

–Usted parece más enferma que su madre. Venga.

La examinó y descubrió que tenía fiebre reumática, e inmediatamente llamó a una ambulancia y la envió al hospital. Mi madre me contó que cuando entró en él en una silla de ruedas, miró a su alrededor y dijo:

–Oh, qué alivio.

Sí, se estaba matando a fuerza de cuidar a los demás. Tenía cuatro hermanos, y hubiera podido pedir ayuda.

Conozco a muchas personas que dicen: «¿Cómo voy a tomarme vacaciones? ¿Qué dirían los vecinos?». Si mi madre se hubiera ido una semana a Florida o simplemente hubiera insistido en que sus hermanas y hermanos también se res-

* Hay traducción al castellano: *Hacia la paz interior*, Plaza & Janés, Barcelona, 1992. *(N. del E.)*

ponsabilizaran de las tareas que ella había asumido, ¿qué habría pasado? La gente habría dicho: «Qué mala hija es, que no ayuda a su madre». O tal vez ella se habría sentido culpable. Es necesario que seamos capaces de decir que no si queremos sobrevivir, y no llegar al punto de que tengan que hospitalizarnos en vez de tomarnos unas vacaciones o de hacer oír nuestra voz.

Si quieres que tus amigos y tu familia sean más sanos, enséñales a decir que no. ¿Cómo? Pues, muy fácil. Haz una lista de todas las cosas que quieres hacer en tu vida: cortar el césped, ir de compras, pintar la casa... Llama a tus vecinos y familiares y pídeles que lo hagan. El noventa por ciento de ellos te dirán que sí. Después empezarán a llamarte, porque querrán que les compenses por el tiempo que te dedicaron. Cuando te llamen, pregúntales si lo que hicieron por ti lo hicieron por amor. Si te dicen que sí, diles que entonces ya tuvieron su recompensa. Y si te dicen que lo hicieron por obligación, respóndeles:

–Entonces, la próxima vez di que no. Te estoy enseñando cómo conservar la salud.

Enfréntate a tus miedos

Para vivir y conservar la salud es necesario que te enfrentes a tus miedos. A medida que aprendas a luchar por tu vida y a tratar con tus miedos, irás teniendo cada vez más paz interior, porque sabrás que eres capaz de manejar lo que venga, sea lo que sea. Pero no es raro que mientras trabaja en esto uno se pregunte cómo podrá superar el miedo a la reaparición de la enfermedad, a estar viviendo siempre al borde del abismo, esperando a caerse. Hace poco, en un taller, me hicieron precisamente esta pregunta, y me vino a la memoria un poema que escribió una mujer, en el que decía que cuando le volviera a crecer todo el pelo haría las cosas que antes había postergado.

–No espere a que le vuelva a crecer el pelo –le dije–. Hágalo ahora, porque nunca se sabe lo que traerá el futuro. La vida no se posterga. No diga que ya llegará su día. Viva ahora. La vida sólo existe en el presente.

¿Cuáles son tus temores? Defínelos con precisión, sin vaguedad. No digas cosas como: «Tengo miedo de morir». Yo no sé lo que significa eso. Siéntate y pregúntate qué es lo que realmente te asusta. ¿Es el dolor, el tratamiento, la pérdida de control, la preocupación por las consecuencias del tratamiento? ¿Tienes miedo de que nadie te cuide? ¿O es que en realidad te asusta vivir y elegir? Hay una diferencia enorme entre el miedo y la aflicción o la tristeza. Estas últimas son normales cuando uno está pasando por momentos difíciles.

Es importante examinar las metáforas de nuestros miedos, aprovecharlas y aprender de ellas. En nuestros talleres trabajamos con visualizaciones, y una de las imágenes que hago que la gente visualice es la de un niño que llora. Imagínate que tu casa es una guardería y que en una cuna hay un bebé que llora. Imagina que ese bebé es el mayor de tus miedos o de tus problemas. Tómalo en brazos, acarícialo, y ve qué sucede con tu miedo. Date cuenta de que el miedo no eres tú, y manténlo a distancia. Tú no eres el miedo; él está separado de ti. De esta manera puedes empezar a penetrar en tu propia oscuridad, abrazar tu miedo y tu dolor, y aprender de ellos. ¿Tienes la fe en ti que necesitas para hacerlo? Esa es la clave.

Tal como dice Susan Bach, escritora y terapeuta junguiana: «Cuando sometes el carbón a una fuerte presión, se convierte en un diamante». Cuando nos hallamos bajo presión, si estamos dispuestos a dejar que nuestros maestros sean la oscuridad, el dolor y las dificultades, también nosotros podemos producir grandes dones.

En *The Joseph Campbell Companion: Reflections on the Art of Living* [El manual de Joseph Campbell: Reflexiones sobre el arte de vivir], se citan las siguientes palabras de Joseph Campbell:

> Sólo mediante el descenso al abismo
> recuperamos los tesoros de la vida.
> Allí donde tropiezas,
> está tu tesoro.
> La misma caverna donde te asusta entrar
> resulta ser la fuente
> de lo que estabas buscando.

Hace muchos años que se enseña esta sabiduría, y de muchas formas. Campbell también nos dice:

> He aquí el consejo
> que recibió un joven nativo estadounidense
> en el momento de su iniciación:
> «Yendo por la senda de la vida,
> verás un gran abismo.
> Salta.
> No es tan ancho como piensas».

Recuerdo un cuento sobre una joven que solía ayudar a su padre, que construía casas de madera, a cortar árboles en los bosques. Un día la chica vio una botella, y le pareció que en su interior algo saltaba y se movía. La recogió, pensando que una lagartija o una rana podría estar atrapada dentro, y oyó una vocecilla que le decía:

–Déjame salir.

Cuando abrió la botella, salió un genio que empezó a amenazarla, diciéndole:

–Tengo que matarte. Es la norma. He de matar a quien me libere.

La muchacha, que estaba muy asustada, respondió con fingido valor:

–Qué disparate; tú no puedes haber salido de ahí. Mírate, y mira el tamaño de la botella. Bueno, tengo que volver al trabajo; mi padre me espera.

–Un momento –la detuvo el genio–. Puedo demostrarte que lo que digo es cierto.

–Demuéstramelo, pues –respondió ella.

El genio volvió a meterse en la botella, y la muchacha, rápidamente, le puso el corcho y echó a andar. Entonces oyó que el genio la llamaba a gritos:

–Espera, espera. Si vuelves a dejarme salir te haré un favor.

Ahora viene la prueba. Al enfrentarte al genio, has vuelto a encerrar en la botella tus síntomas y tus miedos; pero, ¿quieres dar un paso más para sanar de verdad? ¿Confías en tu capacidad? ¿Tienes fe en ti? La joven la tenía, de modo que volvió a destapar la botella, porque sabía que podía manejar cualquier situación que se le planteara. El genio le dijo entonces:

–No te he mentido. Aquí tienes un trozo de tela. Si lo frotas sobre una herida, sanará. Si lo frotas sobre un metal, se convertirá en plata.

Ella frotó la tela sobre el hacha, que se volvió de plata; la frotó sobre una herida en el tronco de un árbol, y ésta se cerró. Entonces regresó a casa y usó la plata para matricularse en la Facultad de Medicina, y hoy se encuentra entre los mejores médicos y sanadores del mundo entero.

Cuando nos enfrentamos a nuestro genio, cuando encaramos lo que nos amenaza, nos convertimos en sanadores y maestros para todos los que nos rodean. No hay que tener miedo.

¿Qué harías si tu cáncer reapareciera? Piénsalo. Si en tu interior siguiera habiendo la voluntad de vivir, encontrarías una nueva terapia, una nueva esperanza. Y si no, quizá decidieras no tratarte. A una mujer que decidió abandonar la terapia, su opción le planteaba un conflicto, y no sabía cómo decírselo a su médico.

–La noche anterior al día en que tenía que verlo –me contó–, tuve un sueño en el que veía un gato blanco. Yo le preguntaba su nombre, y me respondía: «Me llamo *Milagro*». Entonces supe que abandonar el tratamiento era la decisión adecuada. Hoy, ocho años después, podría reanudarlo. La cuestión no era que fuese la decisión adecuada para toda la vida, sino que lo fuera para mí en aquel momento.

Esta es una de las cualidades de los pacientes excepcionales, que no tienen miedo de tomar decisiones referentes a su vida. Esa mujer tomó una decisión con respecto a lo que estaba bien para ella en el presente. Esa decisión no se basaba en lo que sucedería en el futuro, se equivocase o no, ni en la probabilidad de que la enfermedad reapareciera.

Quien se haya curado de un cáncer y vea cómo ése se le reproduce, se sentirá afligido, y es normal que sea así, pero también es probable que tenga otros sentimientos, como el enojo, que es útil, porque es energía. Cuando la gente se enoja, con su enfermedad o con lo que yo escribo, me alegro. Cuando se sienten culpables o desesperados, cuando se avergüenzan o se culpan, les resulta difícil cambiar, porque no hay energía para hacerlo. La cólera conduce al cambio.

Un hombre, cuando se enteró de que tenía cáncer de páncreas, llegó a casa y le dijo a su mujer que cancelara su visita con el dentista.

–No vas a quedarte sentado en la sala hasta morirte dentro de seis meses –le respondió ella.

Gracias a su mujer, vivió casi dos años más. Consiguió que todo el vecindario se enorgulleciera de él porque siguió viviendo, asumió el reto y excedió en mucho las expectativas de todos.

Un día me llegó por correo un poema titulado «Lo bueno del cáncer», escrito por una señora, Patsy Barrineau, que antes de morir nos dejó este bello y sabio mensaje:

Lo bueno del cáncer
es que nos habla
con frases cortas.
Yo escucho atentamente
el susurro de la malignidad:

Apláudete.
Estréchale la mano un momento más.
Abrázala.
Cómpralo.
Dilo.
Toca.
Besa.
Sonríe.
Grita.
Ríe.
Llora.
Disfruta.
Vive.
Sí.

Vive plenamente tu vida

¿Cómo podemos vivir nuestra vida de la manera que queremos sin sentirnos egoístas? A muchos nos han educado para complacer a los demás, y en ese empeño sofocamos partes de nosotros mismos. Pero vivir nuestra vida no es egoísmo. Pregúntate cómo puedes aportar amor al mundo. Esa debería ser realmente la cuestión.

Somos mortales, y el tiempo de que disponemos sobre la

Tierra es limitado. Es probable que no te dediques a pensar cómo aprovechar cada día. Mi definición de cómo aprovechar un día no es preguntarme qué puedo conseguir hoy, sino más bien qué puedo dar hoy. Cuando uno tiene claro de qué manera quiere amar al mundo, vive su vida sin ser egoísta.

Niro Asistent, una mujer a quien le habían dicho que tenía el sida y que le quedaban dieciocho meses de vida, me contó que había escrito el número de días de vida que le quedaban y lo había pegado en la nevera, diciéndose que haría de cada uno de esos días algo precioso. No dijo que sería egoísta todos esos días, sino que los haría preciosos. Unos siete años después de la fecha en que se suponía que debía haber muerto, escribió un libro, *How I Survive AIDS* [Cómo sobrevivo al sida], contando su experiencia. En la actualidad, es seronegativa.

Actúa más bien por amor que por deber, y te sorprenderán los resultados. Si quieres hacer algo por amor, hazlo. Obtendrás tu recompensa. Si por amor dedicas dos horas semanales a hacer cosas por personas con quienes no te une ninguna relación, vivirás una vida más larga y más sana. Si tienes una vela encendida y llego yo con la mía y la enciendo con su llama, tú no te quedarás con menos luz. Pues así es el dar por amor. Pero si estás haciendo lo que no quieres hacer, por puro sentimiento de culpa, terminarás por acortar tu vida. Sería un placer enfermar o morir y liberarse de la carga. Pero la energía del universo no se agota, al igual que la luz de la vela.

Si tus padres te han dicho que quieren que seas médico o maestro, y tú quieres ser actor o escritor, ¿es egoísmo tomar tu propia decisión? No. Es tu vida. Vívela. Conviértete en lo que te gustaría ser. Porque si no lo haces, ¿qué crees que te sucederá y cómo te sentirás contigo y con tu familia? Lo que te digo es que vivas tu vida, no que te limites a existir.

Tullia Forlani Kidde me escribió contándome cómo llegó de Europa a Canadá y finalmente a Estados Unidos. Se casó, terminó una carrera y entonces le diagnosticaron un cáncer, con un pronóstico de seis a doce meses de vida. He aquí lo que cuenta:

> Recuerdo cómo me quedé inmóvil, perpleja, incapaz de entender la realidad de lo que sucedía. No dejaba de repetirme que yo había esperado que aquello fuera un comienzo. Poco a poco se me apareció la respuesta: La ayuda tenía que venir de mí misma. Mi cuerpo estaba enfermo y mis emociones fuera de control, pero me di cuenta de que mi alma, la esencia misma de mi ser, estaba entera, intacta. Podía aprender a escuchar mi voz interior, esa sabiduría interna que está siempre ahí, y de la que yo no había hecho caso; había dudado de ella y la había rechazado. Hice de mí misma mi proyecto, mi objetivo inmediato. Había vivido siempre hacia fuera, pero ahora tenía que descubrir un mundo dentro de mí misma, un mundo que no necesitaba de personas, libros ni ninguna otra ayuda externa. Aprendí a escuchar el silencio. Lentamente, el foco de mi atención cambió, se atenuó mi angustia, y fui aceptando mi situación. No necesitaba aprender a morir con dignidad, sino a vivir día a día. Me enseñé a apreciar las pequeñas cosas que estaban a mi alcance, a no dar nada por sentado. Aprendí a perdonarme y a perdonar a los demás, y a dar las gracias desde el fondo de mi corazón. Estaba viva. Hoy. Empecé a mirar el mundo como nunca lo había hecho y a percibir cosas de las que antes no me había dado cuenta. «Saldré adelante»: ese llegó a ser mi lema. En mi corazón, sabía que ya había empezado a sanar.

Para ella, aquello fue un comienzo y un renacimiento. Escribió esa carta catorce años después de que le dijeran que le quedaba un año de vida.

Tengo la esperanza de que, como ella, empieces a vivir tu vida, a escuchar tu voz interior y a encontrar tu verdadero ser, tu auténtico «yo soy», es decir, lo que amas para ti y en ti.

Piensa en una época de tu niñez en la que hicieras lo que te encantaba hacer, y recuerda cómo volaban los días. Las horas parecían minutos. Cuando amas tu trabajo, cuando amas tu vida, cada día es así. Puedes recuperar esa sensación de vivir plenamente en el momento. El Reino de los Cielos está abierto para los niños, y tú puedes encontrar tu Cielo sobre la Tierra si vuelves a tu naturaleza infantil.

Mucho es lo que podemos aprender de los cuentos y los mitos. En «El vestido nuevo del emperador», el niño exclama que el emperador va desnudo, y su padre lo apoya. El padre podría haberle dado un coscorrón, diciéndole que no le hiciera pasar vergüenza, y que nunca más lo llevaría a un desfile. Pero, en cambio, dice: «Escuchad al inocente», y el pueblo asiente, susurrando: «El emperador va desnudo».

Es un comportamiento que también he podido observar en mi consulta. A mí me encanta cuando los niños entran y me dicen: «Tú no tienes ni un pelo en la cabeza», y los padres se esfuerzan en hacerles callar: «¡Chsss! No digas nada». Y es algo tan obvio: lo tienen ahí delante, y sin embargo los adultos se empeñan en no verlo. Se sienten incómodos. Su capacidad de amar y de comunicarse está bloqueada, pero la del niño no.

Joseph Campbell, en una entrevista publicada en *An Open Life* [Una vida abierta], nos cuenta lo que Friedrich Nietzsche dijo:

> Hay tres etapas para el espíritu. La primera es la del camello, que se arrodilla y dice: «Pon la carga sobre mí». Esta es la condición de la juventud y del aprendizaje. Cuando el camello está bien cargado, vuelve a levantarse y sale al desierto. Este es el lugar donde ha de estar solo para encontrarse, y allí se transforma en león, cuya función y hazaña es matar al dragón. El nom-

bre de ese dragón es *Obedecerás*. En cada una de sus escamas está escrita una ley; algunas datan del año 2000 a.C., otras son de los periódicos de ayer. Cuando el camello está bien cargado, el león es potente y mata al dragón. Ya veis que hay dos cosas muy diferentes. Una es la sumisión, la obediencia, el aprendizaje; la otra es la fuerza y la autoafirmación, y cuando el dragón ha muerto, el león se transforma en un niño; en palabras de Nietzsche, «una rueda que gira a partir de su propio centro». Eso es lo que representa el niño en este lenguaje místico. El ser humano ha recuperado la espontaneidad, la inocencia y la inconsciencia de los reglamentos que tan maravillosas son en la niñez. El pequeño que le dice cosas absolutamente desconcertantes al extraño que está de visita en tu casa, eso es el niño. No el niño obediente, sino el inocente que es espontáneo, y que tiene el coraje de vivir sus impulsos.

Déjate guiar por ese espíritu infantil que hay dentro de ti. Al permitirte ser quien realmente eres, puedes sanar el espíritu y el cuerpo.

Es necesario que seamos capaces de completar todas las etapas de la evolución que nos detalla Campbell. Y necesitamos aprender a vivir no en función del futuro, ni para lamentar el pasado, sino en el presente.

Vuelve a poner en hora tu reloj: Aprende a vivir en el momento

Para volver a poner en hora tu reloj viene bien que seas una persona un poco rara y que oigas voces que te hablan dentro de la cabeza. A mí eso me sucede con frecuencia, pero las voces me ayudan a no convertirme en una víctima. (Una vez le conté esto a una señora que me regaló un distintivo que dice: «Espero que no le moleste el ruido que me hace la cabeza».) Cuando estoy en una reunión profesional o en un taller, pienso en lo que quiero compartir. Si estoy preocupado por lo que pensará la gente y tengo miedo de hablar libre y abiertamente, cuando me levanto para tomar la palabra, una voz me dice: «Podrías morirte mientras regresas a casa». Y como yo sé que si me sucediera eso me sentiría muy mal por no haber compartido lo que tenía en el corazón, pues lo digo, porque así sé que, si no sobrevivo, por lo menos habré dicho lo que necesitaba decir. Lo que sientan los demás o lo que puedan decir los críticos es problema suyo, no mío. La conciencia que tengas de tu propia mortalidad puede salvarte de la timidez. (Pero si haces lo mismo para ganarte el aplauso del público y de los críticos, sólo conseguirás volverte más vulnerable.)

Una muchacha solía trabajar conmigo cuando era estudiante de medicina. Su familia me escribió para decirme que, cuando estaba a punto de empezar su práctica como médico, la picó una avispa. Un amigo que la fue a visitar a su casa la encontró en estado de *shock* y la llevó a la unidad de cuidados intensivos del hospital local, pero tres días después murió de un *shock* anafiláctico. Siempre pienso en esa chica cuando recuerdo lo incierta que es la vida, y cómo deberíamos todos esforzarnos por vivir en el presente, que en realidad es lo único que tenemos.

Una vez que uno acepta, literalmente, que podría morirse antes de llegar a casa, empieza a sentirse libre para actuar de una manera que dice: «Así soy yo, y así es como deseo hacer mi aportación». Insisto en que no es egoísmo. Cuando aceptas tu mortalidad, en tu vida hay más humor y más amor. El sentimiento de tu propia mortalidad favorece un comportamiento saludable y humorístico, y deja ver, en vez de esconderlas, tu individualidad y tu peculiaridad.

Yo le pido a la gente que aprenda a vivir en pequeños segmentos de tiempo, porque veo una y otra vez que las personas felices viven en el momento, y están, en cierto sentido, acercándose tanto como es posible al Cielo sobre la Tierra. Cuando podemos empezar a vivir sin estar siempre pendientes del reloj y a disfrutar simplemente del aquí y ahora, cambiamos, y nuestro cuerpo también cambia. Una mujer me contó que el día en que tuvo súbitamente la sensación de vivir en el momento estaba sentada en una silla junto a una ventana abierta por donde entraba la brisa. Por primera vez en su vida tomó conciencia de que sentía el aire sobre la piel. Antes de ese momento filtraba esas impresiones porque estaba viviendo para el futuro, concentrándose en lo que había de venir. Otra mujer, que estaba a punto de suicidarse, se fijó de pronto en la nieve y en el cielo azul, y esa belleza le salvó la vida.

Vivir en el momento no significa que uno no pueda organizar las cosas ni hacer planes para el futuro. Pero cuando tus planes se ven modificados, tal vez Dios esté tratando de hacer que sigas el ritmo del universo, procurando que te pongas en contacto con tu lado intuitivo.

Un hombre me contó que, una vez que se hubo jubilado, «de pronto, la gente empezó a hablar conmigo en las tiendas, y los perros a mostrarse más amistosos». Por supuesto, lo que pasaba era que él, sin darse cuenta, había cambiado y se mostraba ahora más abierto.

Recuerdo haberme quedado perplejo, en un curso universitario de filosofía y religión, ante la afirmación de san Agustín de que para ver hay que amar... Yo pensaba que el amor era ciego. Más adelante, me di cuenta de que los amantes están abiertos al mundo. Si uno se puede mantener abierto, aceptará las cosas cuando las vea, e incluso si no entiende por qué ha pasado algo, sabrá que ha sucedido y podrá tomar nota de ello y observarlo en vez de rechazarlo. Como decía Carl Jung: «No podemos cambiar nada a menos que lo aceptemos».

Si estamos abiertos a nuevas verdades, nos pueden suceder cosas espontáneas e inesperadas; los misterios pueden resolverse. Son tantos los descubrimientos hechos accidentalmente, mientras los científicos iban en pos de alguna otra cosa... Allí, a un lado, había una pequeña verdad junto a la cual podrían haber pasado precipitadamente sin verla, si no hubieran tenido el espíritu abierto. Mi hijo Jeffrey dijo un día de alguien que tenía «una mente demasiado cerrada» para ser un científico. Me pareció un comentario estupendo; expresa el hecho de que, si nos cerramos ante lo que sea, la religión, la enfermedad o la ciencia, jamás aprenderemos. Me refiero a estar abiertos ante el misterio, no ante la magia o los milagros. La magia y los milagros no se prestan a las soluciones. Los misterios sí, y algún día los tendremos todos resueltos.

He recibido cartas de personas que están en prisión y que optan por vivir una vida de sanación. Un hombre me escribió: «Yo me sentía condenado a muerte y me quedaba sentado esperándola. Ahora dedico ocho horas diarias a hacer un trabajo pesado (cargar a pulso bloques de hormigón) y pienso con mucha ilusión en el mañana. En vez de esperar la muerte, ahora espero vivir».

Tú puedes estar en la cárcel o ser prisionero de tu propio cuerpo, pero la opción de vivir depende de ti y no de lo que te rodea. Si esperas a salir de la prisión o que te vuelva a crecer el pelo para vivir, estás postergando la vida.

Los que sufren son mis grandes maestros. Ve a buscarlos en cárceles y hospitales, y pregúntales por qué quieren vivir. Yo he recorrido muchos pasillos de hospital, y he entrado en las habitaciones de personas que tenían cosas que a mí me daban miedo para preguntarles por qué querían vivir y cómo se las arreglaban. Siempre fueron sinceras y se mostraron dispuestas a colaborar. Algunas me decían: «Siéntese, que se lo contaré». Otras me decían que volviera, que me prepararían una lista. Lo que me impresionó fue que las listas no contenían páginas de análisis filosófico sobre el significado de la vida, sino que hablaban de cosas muy simples... «Pinté un cuadro», decía una mujer sin dedos, que tenía que trabajar con el pincel atado a la mano. «Miré por la ventana, y el día era hermoso.» «La enfermera me hizo un masaje en la espalda.» «Me llamó mi familia para decirme que me vendrían a ver.» Y así seguían las listas, con cosas sencillas y cotidianas. Y yo empecé a darme cuenta de que eso es, realmente, la vida.

Un joven que hablaba elocuentemente de vivir el momento era Mark Rakowski, que jugaba al fútbol americano en Colgate, la universidad donde yo estudiaba, pero enfermó de leucemia poco después de graduarse. Su ex entrenador de fútbol y director de atletismo, Fred Dunlap, y la mujer de éste contaron la historia de Mark en el periódico de la universidad. Describieron cómo este joven siempre había impresionado a los miembros del equipo de fútbol con su energía y su voluntad de vivir, y explicaron que le querían conceder un galardón. Como él no podía recibirlo en el estadio, ya que no habría sido prudente exponerlo al contacto con la multitud por su bajo recuento de glóbulos blancos debido a la quimioterapia, se lo entregaron en los vestuarios antes del partido. Mark dijo a los jugadores:

> Cuando yo jugaba al fútbol siempre creí que daba todo lo que tenía en cada partido, especialmente durante mi último año. Pero ahora que ya no juego, sé que no era así; simplemente me lo parecía. Ahora que ya he dejado de jugar, daría cualquier cosa por volver a hacerlo y entregarme totalmente. Algún día vosotros podéis sentir lo mismo. Entonces, hoy, no os dejéis nada aquí. Dejadlo todo afuera, en el campo.

Es innecesario decir que todos se emplearon a fondo, y ganaron el partido al equipo contrario por 22-20.

Tiempo después Mark murió debido a las complicaciones

surgidas tras un trasplante de médula, pero hay muchas personas que no lo olvidarán jamás, ni a él ni su ejemplo.

Y eso es lo que yo comparto contigo, amigo mío, amiga mía. Juega plenamente tu partido.

Vive como si te estuvieras muriendo; escribe como si te estuvieras muriendo. En un artículo aparecido en el *New York Times Book Review* del 28 de mayo de 1989, titulado «Write Till You Drop» [Escribe hasta que no puedas más], Annie Dillard decía:

> Escribe como si te estuvieras muriendo. Al mismo tiempo, da por sentado que escribes para un público compuesto únicamente de pacientes terminales. Al fin y al cabo, ¿no es eso cierto? ¿Qué te pondrías a escribir si supieras que has de morir pronto? ¿Qué le podrías decir a un moribundo que no lo enfureciera por su trivialidad?

A mí me gusta usar este ejercicio en mis talleres, y ahora te pregunto: ¿Qué escribirías sobre el tema si supieras que no te quedan más de seis meses de vida? ¿Qué querrías compartir con otras personas para ponerte en contacto con los sentimientos que llevas profundamente sepultados dentro de ti? Cuando hacemos esto, todos empezamos a concentrarnos en lo que más amamos.

Haz una pausa; cierra los ojos. En la oscuridad puedes perder la vista ordinaria y adquirir visión interior. Hellen Keller solía preguntar a la gente: «Si tuvieras tres días para ver, ¿qué elegirías ver en esos días?». Creo que tu elección te enseñará qué es lo que amas de verdad en tu vida.

La identificación de tus verdaderos sentimientos

A la mayoría de las personas les resulta difícil identificar lo que verdaderamente les alegra, lo que necesitan y desean, porque han dejado de prestar atención a sus sentimientos. Cuando le preguntas a un niño qué es lo que le gustaría hacer hoy, o qué quiere ser cuando sea mayor, obtienes respuestas. Cuando mis cinco hijos eran pequeños y estábamos todos de vacaciones, yo solía preguntarles: «¿Qué os gustaría hacer hoy?», y obtenía entre treinta y cuarenta respuestas. Al llegar la noche no habíamos hecho más que veintiocho cosas, yo estaba agotado, y ellos alborotados. Tuve que aprender a dejar de preguntarles. Entonces, cada día les proponía alguna actividad que podía ser grata para todos e invariablemente la aceptaban. Estaban abiertos e interesados en todas las posibilidades. Pregúntale a un adulto qué le gustaría hacer hoy, y lo más probable es que te diga: «Pues, no sé. ¿A ti qué te parece?». Y si tú sugieres algo, te responderá: «Bueno, está bien, si tú quieres».

Cuando no estás en contacto con tus sentimientos, es probable que te resulte difícil distinguir entre una diversión sana y una adicción malsana. Pero si puedes estar en contacto con tus cualidades de niño, el cuerpo te hará saber si estás eligiendo lo adecuado y si tus sentimientos son auténticos. Una diversión sana te hace sentir bien, aunque pueda fatigarte. Una adicción malsana te controla, y sientes que te arrastra, lo quieras o no. Esto puede referirse a una sustancia, pero también a tu trabajo, o a las cosas que haces por otras personas y que llegan a controlar tu vida hasta escamoteártela. Nada de esto puede sustituir al amor. Si hablas con voluntarios, con gente que está dispuesta a ser útil, y hablas también con adictos, y les preguntas a éstos cómo se sienten tras haber tomado una droga, y a los voluntarios cómo se sienten después de haber ayudado a alguien por amor, las respuestas serán parecidas. Tanto los unos como los otros se sentirán «en las alturas». Pero es mucho más saludable conseguirlo ayudando a la gente que tomando drogas. En el primer caso, se experimenta una mejoría tanto física como psicológica. (Como dice Bobbie: «Hazlo por la salud».)

Una adicción malsana puede haber empezado siendo algo saludable. Conozco a personas que empezaron a hacer *jogging* porque es bueno para la salud y se sentían bien al hacer ejercicio. Pero al cabo de un tiempo me enteraba de que se estaban preparando para algún maratón, entrenándose compulsivamente un montón de horas diarias y arruinándose la vida. Y eso es malsano.

A las adicciones –entre las cuales se puede incluir el consumo de drogas, la fiebre de ganar dinero, los entrenamientos deportivos de muchas horas diarias y multitud de otras cosas– se las puede considerar como un medio de obtener amor y otros sentimientos que habría que conseguir de maneras más saludables. Entonces no son, en realidad, más que sustitutos del amor que quisiéramos tener. Cuando éramos niños no pudimos controlar la fuente del amor, e intentamos hacerlo ahora.

En su libro *Escape From Intimacy* [Escapar de la intimidad], Ann Wilson Schaef describe así su trabajo con la adicción: «Con frecuencia, el adicto confunde la responsabilidad con la rendición de cuentas y la culpa, y el adicto a las relaciones amorosas, al sexo o al romance, no quiere que lo culpen. Los que trabajamos en la recuperación de los adictos sabemos que asumir la responsabilidad significa ser dueño de la propia vida».

No sustituyas por las drogas a los padres que desearías haber tenido o el amor que no recibiste. Sal en busca del amor. El amor está en tu interior: empieza por amarte a ti.

Piensa en lo que responderías si Dios te dijera: «Quiero

que seas feliz durante el resto de tu vida». ¿Qué harías para conseguirlo? Responder a esto es difícil para la mayoría de los adultos. Si yo les dijera: «Has terminado tu carrera, has obtenido una beca y has ganado una fortuna, ¿qué quieres hacer?», responderían que no lo saben.

Esta pregunta tenía un significado especial para Jeanne Prevo, una mujer a quien conocí hace años y que me escribió diciéndome:

> Querido Bernie:
>
> En junio de 1982 vine a Connecticut para verlo, y usted me enseñó a salvar mi vida. Me dio esperanzas cuando me decían que no había ninguna. Me cuidó cuando yo estaba desesperada, calva y muy, muy enferma. Me llamó, me escribió y me dio el valor de enfrentarme con el cáncer y librar una guerra agresiva contra él. Y me enseñó a ganar. Me mostró el tercer camino. Desde junio de 1982 me he sometido a trece intervenciones quirúrgicas, pero sigo trabajando como maestra de educación especial. La Junta de Educación y mi director me mantuvieron en mi puesto incluso cuando estaba en una silla de ruedas, cuando caminaba con andador o con un bastón, y cuando usaba peluca. Mis alumnos y yo trabajamos juntos con recíproco amor. Ahora tengo otra vez todo el pelo, las pestañas, una cadera nueva, otra colostomía, nuevas prótesis de silicona y nada de cáncer. Puedo ir en bicicleta e incluso bailar. ¿Recuerda cuando me preguntó qué haría si Dios quería que yo fuera feliz durante el resto de mi vida? No supe responderle. Durante los últimos ocho años he ido encontrando de muchas maneras esa respuesta. Tengo su foto sobre el escritorio para darme ánimos, su cinta de meditación en la grabadora, su libro sobre la mesa, y en el corazón, amor y compasión por los que sufren. En el hospital fui transmitiendo sus enseñanzas a innumerables personas que me pedían ayuda. Usted me dijo que me volviera real como el conejo de terciopelo del cuento, y, Bernie, tengo las articulaciones flojas y he perdido la forma, pero soy real y estoy viva. Que Dios lo bendiga.

Observe que me escribe: «Usted *me enseñó* a salvar mi vida», no «Usted me salvó la vida». Ella conservó su poder.

En el cuento «El conejo de terciopelo», el conejo le pregunta al caballo de piel qué significa ser «real», y el caballo le dice:

> Real no es la forma en que estás hecho. Es algo que te pasa. Cuando un niño te ama durante mucho, mucho tiempo, no solamente para jugar contigo, sino que *realmente* te ama, entonces tú te vuelves real [...]. No es algo que te suceda de pronto; te va pasando, y lleva mucho tiempo. Por eso no es frecuente que les suceda a quienes se rompen fácilmente o a los que tienen los bordes filosos, ni a los que hay que tratar con mucho cuidado. En general, cuando llegas a ser real, te han arrancado casi todo el pelo a fuerza de caricias, y se te han caído los ojos, y tienes todas las articulaciones flojas y estás todo un desastre. Pero nada de eso importa, porque una vez que eres real ya no puedes ser feo, excepto para la gente que no comprende.

Cómo tratar con el enojo

Cuando tomas conciencia de tus sentimientos, uno de los más fuertes con que te puedes encontrar es el enojo. ¿Cómo tratar con él no sólo la primera vez que irrumpe, sino a lo largo de todo el proceso de sanar y mantenerte bien?

Puede que tengas un montón de razones para haberte enfurecido con el mundo, pero es necesario canalizar ese enojo de maneras saludables y en un ambiente seguro para que puedas sanar interiormente.

El enojo es una señal. El cuerpo, el corazón y la mente te dicen que algo está invadiendo tu territorio, que algo está pisoteando tu sensación de ser verdaderamente tú. Si tienes conciencia de tu enojo, puedes decidir qué hacer con él. El sistema inmunitario es la manifestación interna de una saludable cólera, que se moviliza para defenderte.

La vida está llena de dificultades, y la cuestión es cómo las encaramos. Para empezar, es necesario que expresemos nuestros sentimientos ante ellas. Como dice un amigo experto en informática: «Cuando entra basura, sale basura. Pero si la basura sale, puede entrar el amor». Necesitas hacer un lugar en tu vida para la paz y el amor, y para expresar la «basura». ¿Cómo? Una manera es llevar un diario. Como dijo el psicólogo James Pennebaker en su libro *Opening Up* [Abriéndose], si escribes un diario sobre tus traumas y los sentimientos más profundos que abrigas con respecto a ellos, la experiencia puede ser una forma de sanar.

Lleva un diario. Anota tus sentimientos, día a día. Toma notas para mantenerte consciente de tus sentimientos. Somos increíblemente eficaces para suprimir cosas. Pero cuando lo hacemos, las emociones siguen estando dentro de nosotros y afectándonos. Es algo que aprendí hace muchísimo tiempo. Durante el día, yo acostumbraba a tomar notas sobre las cosas que veía en el hospital y que me emocionaban. Después, por la noche, no podía recordar a qué se referían las notas. Era muy eficiente para bloquear y excluir todo lo que me perturbaba. Por eso empecé a tomar notas más completas, porque lo que quería era poder enfrentarme a mis sentimientos. Es importante que nos «destapemos» por dentro, que dejemos aflorar nuestros sentimientos, porque si no se quedarán atascados en nuestro interior, hasta que un día el cuerpo se empeñe en que les prestemos atención.

Únete a un grupo que se esté concentrando en el mismo problema con el que tú te enfrentas: alcoholismo, cáncer, sida, excesos en la comida, divorcio, la enfermedad o la muerte de tu pareja o de algún otro ser querido... Puedes hablar con las personas que forman el grupo y compartir con ellas tus sentimientos. Sabrán por experiencia qué es lo que estás pasando, y que pueden disciplinarte, amarte, apoyarte y mostrarse exigentes contigo para que tomes las decisiones apropiadas en el momento adecuado. A veces es difícil compartir lo que sientes con los miembros de la familia, porque de alguna manera quieren «curar» la situación. Y tú tienes que recordarles que cuando expresas enfado o miedo, no les estás pidiendo que lo curen todo, sino que estén ahí para apoyarte física y emocionalmente, por ejemplo dándote un abrazo para que sientan que han hecho por ti algo más que escucharte. Si te preguntan cómo estás, puedes decirles: «Estoy a 8, o a 6». La regla podría ser que si estás por debajo de un 8, siempre te den un abrazo. Entonces no se sentirán impotentes. Podrán escucharte, tocarte, apoyarte.

Comparte con sinceridad tus sentimientos. Cuando te pregunten cómo estás, no respondas automáticamente con una sonrisa y diciendo: «Bien». Si *estás* bien, estupendo. Pero suprimir tus sentimientos es destructivo, de modo que haz el favor de no enmascararte tras una sonrisa estereotipada para negar lo que te está pasando, y así confundir a tu cuerpo. Eso no es ni pensamiento positivo ni auténtica paz mental.

Si no expresas tus sentimientos, y en particular el enojo, es probable que termines resintiéndote, odiando y convirtiéndote algún día en un asesino, en potencia o real. Si no expresas tu rabia, se te quedará dentro, creándote una depresión e incluso una enfermedad, y además, controlándote. Ya encontrará alguna salida... pero destructiva.

Si alguien me dice que está enojado conmigo y con lo que escribo, me parece estupendo, porque esa persona se está comunicando. Recibo cartas de gente muy enfadada, muchas de ellas anónimas, lo cual es una pena, porque entonces no podemos comunicarnos, sanarnos ni cambiarnos el uno al otro. Una mujer que conocí me contó que arrojó mi libro contra la pared y que la enfermera le dijo: «A Bernie le encantaría eso». Mientras me lo explicaba, la interrumpí para decirle «Estupendo», y los dos nos sonreímos cuando me contó lo que le había dicho la enfermera. Esa es una energía con la que podemos trabajar.

Una manera de usar tu energía es hacer un ejercicio físico repetitivo, que puede ser casi como una meditación. Mientras llevas a cabo una actividad rítmica en la que está implicado el cuerpo, afloran los pensamientos y los sentimientos, y entonces se puede hacer algo con ellos. No importa si caminas, corres, nadas, bailas, trabajas en el jardín o haces ejercicios en una silla si es necesario, pero trata de poner el cuerpo en movimiento y te sorprenderán los resultados.

Yo medito todas las mañanas cuando salgo a correr. Entonces suelen aparecer ideas y sentimientos a los que no me he enfrentado, y puedo completar asuntos que estaban pendientes. Hay una libertad y un conocimiento que parecen apoderarse de ti cuando te encuentras en ese estado, que te ayuda a resolver dificultades. Entonces se es más creativo.

Si durante el día se te van acumulando sentimientos que no has expresado, es importante tener un período de transición o intervalo de sanación antes de volver, por la noche, a tu vida hogareña (por ejemplo regresar a casa caminando desde la estación o desde el despacho, o escuchar una cinta mientras conduces el coche). Es necesario que encuentres alguna manera de aflojar la presión, para que tu vida y tu familia no se resientan.

Un amigo mío, que era barman, sabía que su trabajo era en gran medida una psicoterapia. Mucha gente hacía una escala en el bar al salir de la oficina, antes de volver a casa. Y no iban realmente a beber una copa, sino a hablar con él. Búscate a alguien con quien hablar. No necesitas tomar nada para aturdirte, porque las drogas no te ayudan a afrontar los verdaderos problemas. Al llegar a casa, no hay nada de malo en decir a la familia que necesitas unos momentos para estar a solas. Cuando yo regresaba a casa desde el hospital y todos se me echaban encima para contarme lo interesante o lo difícil que había sido el día, muchas veces yo no podía manejar bien la situación a causa de lo que había vivido yo ese día. No hay nada de malo en decir que necesitas estar un momento a solas, en tu habitación. Cierra la puerta. Haz algo a solas y para ti. Cámbiate de ropa. Disminuye tu ritmo. Sal a cortar el césped. Limpia la casa. Enfráscate en algo que te haga perder la noción del tiempo. Eso te permitirá pasar a un estado más receptivo para los que te rodean.

He conocido a terapeutas que trabajan con la música, la poesía o el arte, y ayudan a personas hospitalizadas a usar su energía y su rabia para crear una canción, un poema, un dibujo o un cuadro. De esta manera les ayudan a sanar, en la medida en que su dolor y otros sentimientos pueden aflorar a través de esos medios de expresión. El arte me hizo mucho bien cuando, en mi condición de médico, sentía un increíble dolor emocional. Aprendí que podía llegar a casa, ponerme cualquier ropa vieja e irme a pintar a la habitación que había dispuesto para ello en el sótano. Los niños se reunían a mi alrededor y nos poníamos a pintar todos juntos. En pocas horas, aquella experiencia me cambiaba.

Con frecuencia, la gente se empeña en decirle a uno cómo *debería* sentirse. Es triste que haya personas tan vacías de sentimientos que piensen que han de sentirse como los demás les dicen. Recuerdo a la asistenta social que fue a visitar a una familia que yo atendía y les dijo que deberían estar enojados y no lo estaban. Como ya se habían enfrentado a todos los problemas, no tenían por qué estar enojados, pero se enfadaron con la asistenta social, que se quedó muy contenta porque finalmente se habían enojado.

No te preocupes por lo que se supone que tienes que sentir; limítate a sentirlo. No juzgues tus sentimientos; a los sentimientos no hay que juzgarlos. Si te estás preguntando qué hacer con ellos, las mejores personas con quienes hablar del tema son aquellas que verdaderamente pueden entenderte, que han pasado por lo mismo y se han enfrentado con los mismos sentimientos. ¿Dónde encontrar a esas personas? ¿Cómo crear un grupo?

Cómo encontrar o iniciar un grupo de apoyo

Hay muchas maneras de encontrar un grupo de apoyo, entre ellas ponerse en contacto, telefónicamente o por carta, con organizaciones de autoayuda, que te proporcionarán información sobre los grupos que haya en tu barrio. Lo mismo pueden hacer algunos organismos gubernamentales y organizaciones de voluntarios. Pregunta a otras personas que tengan los mismos problemas que tú, y a tu médico.

Echa un vistazo a los tableros de anuncios de tu vecindario, de las tiendas de naturismo y dietética y de las iglesias para ver si hay información sobre el tipo de reuniones que te interesan.

Si lo deseas con vehemencia, encontrarás lo que estás buscando. Y si en tu barrio no hay ningún grupo así, inicia uno. El comienzo puede ser tan simple como poner un anuncio en el periódico o en algún tablero informativo, pidiendo que, si hay otras personas con el mismo problema a quienes les gustaría reunirse para hablar de ello, te llamen. Pero, en general, es conveniente contar con alguien con la formación necesaria para coordinar el grupo de tal manera que las reuniones, sin dejar de ser cálidas y afectuosas, obliguen a las personas que participen en ellas a enfrentarse consigo mismas en la medida necesaria para que puedan cambiar. Y como no querrás encontrarte trabajando con un grupo de víctimas, puedes darle a la gente algo para hacer antes de permitirles que entren en el grupo; puede ser leer un libro, hacer un dibujo o contestar un cuestionario. Te sorprenderá la cantidad de personas que te dirán que no, porque no quieren hacer el esfuerzo o tienen miedo a fracasar. Yo he recibido cartas en que la gente me dice: «Me habría unido a alguno de sus grupos, pero le tengo más miedo al arte que al cáncer».

En Estados Unidos, ECaP y otras organizaciones ofrecen sesiones de formación para quienes quieran dirigir grupos. Generalmente, un profesional con formación sanitaria es el más capacitado para hacerlo, de modo que intenta encontrar alguno que te ayude. Pero si no los hay en tu vecindario, reuníos varias personas con el fin de prepararos para dirigir el grupo.

Instala a la gente en tu sala de estar y anímalos para que hablen. Pero recuerda que se trata de un grupo de apoyo y disciplina, y que, por lo tanto, debe ayudarte a hacerte cargo de tu vida y a encarar tus sentimientos y tus miedos, para que así dejes de temer el futuro.

Hay muchos grupos que, sin abordar específicamente tu problema, aun así pueden ayudarte. Si estamos realmente tratando de ayudarnos los unos a los otros, ¿qué importancia tiene cuál sea el dolor que lleva a cada cual a una reunión? Puede ser el cáncer, el alcoholismo, la drogadicción, la pérdida de un ser querido... Son muchas las tragedias que pueden acercarnos. En alguna medida, podemos compartir nuestro dolor y ayudarnos los unos a los otros.

También pueden serte útiles los grupos informales o sociales de los que ya formas parte. Todos tenemos penas y aflicciones. Comparte tu herida. A veces, cuando les cuentas a los demás lo que realmente está pasando en tu corazón, te sorprende el apoyo que recibes y la profundidad de los pensamientos y sentimientos de muchas personas en su propia vida privada. Mira, pues, a tu alrededor para darte cuenta de cuáles son los grupos de los que ya formas parte y ver si no los podrías llevar a un nivel más profundo.

A veces, personas que se han conocido en alguno de

nuestros talleres o que han compartido habitación en un hospital han mantenido luego el contacto. Tal como señaló un joven en uno de nuestros talleres, una de las cosas que hacemos en ellos es dar permiso a las personas para que hablen las unas con las otras de un modo íntimo y apoyándose mutuamente.

Sé que una terapia adecuada, ya sea de grupo o individual, puede prolongar la supervivencia. Sin embargo, la terapia de grupo puede tener más efectos secundarios que la quimioterapia. Con ello quiero decir que se necesita valor para cambiar. Estar dispuesto a hacerlo puede ser más difícil y estresante que exponerse a diversos tratamientos químicos o mecánicos. Recuerda que te estás «destapando» por dentro; hazlo en un ambiente seguro. Los otros miembros del grupo te ayudarán a enfrentarte con lo que salga, y la vida jamás te pondrá frente a nada que no puedas manejar.

Volvemos al hecho de que si compartes tu experiencia vital, tienes a alguien que te escuche y se te da la oportunidad de expresar tus sentimientos, todo eso influirá en tu supervivencia y tu calidad de vida.

2
Amar a los demás: Abre tu corazón

Si puedo impedir que un corazón se rompa,
no habré vivido en vano.
Si puedo aliviar el sufrimiento de una vida
o calmar un dolor,
o ayudar a un petirrojo exhausto
a que vuelva a su nido,
no habré vivido en vano.

EMILY DICKINSON

Si quieres tener una hora de felicidad,
    échate una siesta.
Si quieres tener un día de felicidad,
    ve de pesca.
Si quieres tener un mes de felicidad,
    cásate.
Si quieres tener un año de felicidad,
    hereda una fortuna.
Pero si quieres ser feliz toda la vida,
    haz algo bueno por alguien.

Participante en un taller (anónimo)

Primero hay que sanar el corazón

Susan Duffy es una mujer que ha sido para mí una verdadera maestra y una auténtica inspiración. La conocí hace doce años, cuando le dieron muy pocas esperanzas de que sobreviviera a largo plazo. Susan tiene esclerodermia, y yo no sabía qué hacer con ella porque en todos mis años de médico jamás me había encontrado con nadie con una historia como la suya. En su familia todos se habían suicidado, y ella también lo había intentado. Susan dice que creció con este mensaje: «Muérete, niña, muérete». Cuando la conocí, su rabia era increíble. Lo único que yo podía hacer era escucharla, porque no tenía soluciones.

Pero a medida que fue descargando su rabia, empezó a sanar. A lo largo de los años me ha escrito algunas cartas maravillosas y me ha enseñado algunas lecciones importantes. En una de sus cartas decía:

> Yo no tenía ante mí más que dos opciones: vivir o morir. Escogí vivir. Ha sido doloroso trabajar en todos los problemas de mi vida, pero siempre me sentí apoyada por la divina mano de Dios.
>
> Ahora sé que la gente necesita tener la experiencia del

poder del amor en su propia vida. Y si tienes problemas con Dios, elige la palabra Amor. Ese es el misterio de toda sanación auténtica, el poder del amor.

Para mí, la definición de sanación es: la disposición a volver a conectarse con el propio y verdadero yo y a permitir que nuestro prójimo también lo haga. Y esto se consigue con el poder del amor y del perdón. La verdadera esencia del amor consiste en dar y dar sin pensar en lo que se obtendrá a cambio. Porque al fin y al cabo lo que das siempre retorna, y aumentado. Los poderes de sanación son el amor y el perdón incondicionales, tanto para uno mismo como para los demás.

He llegado a ver muy claramente el simbolismo de mi enfermedad. Odiaba a mi familia hasta tal punto que intenté matarme, cuando en realidad lo que quería era matarlos a ellos. No conseguí morir, pero sí contraje una enfermedad grave. A medida que voy entendiendo el verdadero significado del amor, me doy cuenta de la poderosa influencia que ha tenido en mi vida. Puedo ver mi experiencia vital de la siguiente manera: Yo vivía en una prisión. No tenía control alguno sobre el ambiente en que había nacido ni sobre los padres que me criaron. No tenía poder sobre las circunstancias a que me veía expuesta. Cuando mi prisión llegó a ser tan oscura que no podía ver, y el dolor era tan grande que no quería ver, oí llamar a la puerta y tuve el coraje de abrirla. Al hacerlo, entró el amor, y entonces tuve el poder de perdonar y la capacidad de aceptar. A medida que recorría mi prisión, el amor iba tocando todo lo negativo que había en ella, en las experiencias de mi vida, y transformándolo en algo significativo.

Creo que, de lo que ella me escribió, las líneas que más ecos despiertan en mí son las siguientes:

(Primero hay que sanar el corazón.) Si la gente aprendiera a vivir en la simplicidad de su propio corazón, cada persona no sólo se sanaría a sí misma, sino que sanaría también a todos los que la rodean. El amor que se siente de corazón es, en todo momento, el sanador...

Susan dejó que el amor entrase en esa oscura prisión en donde estaba atrapada, y el amor la cambió e iluminó su oscuridad. Todos somos capaces de crear nuestro propio buen tiempo.

El lema de tu familia

Como muchos de mis lectores sabéis, mi infancia no fue como la de Susan. Yo crecí en un ambiente de amor, sin darme cuenta del dolor que reinaba en tantas otras casas, y soy consciente de que esta circunstancia me incluye en un grupo minoritario. Retrospectivamente, veo que mis padres eran un poco al estilo de los terapeutas junguianos sin haber recibido formación alguna al respecto.

Si alguien le decía a Jung: «Carl, ha sucedido algo maravilloso», él respondía:

–Vaya, qué pena, pero si nos mantenemos unidos quizá podamos conseguir que lo superes.

Si la persona le decía: «Ha pasado algo espantoso», la respuesta de Jung era:

–Pues vamos a abrir una botella de vino, que seguramente algo bueno saldrá de esto.

Ese era también el mensaje básico que recibí de mis padres.

A ambos les debo el sentimiento de mi propia valía. He oído a mi padre decir cosas buenas de mí cuando yo no estaba presente (es decir que sabía que las decía en serio). Si oyes que tu padre dice que puedes tener éxito en lo que sea, sabes que él cree en ti, y cuando sales al mundo respaldado por esta confianza, aunque haya conflictos y problemas y a la gente no siempre le guste lo que haces, sabes que estás apoyado. Incluso si a tus padres no les gusta lo que haces, sabes que te aman. Y esto es muy diferente de la forma, inapropiada y sin amor, en que se educa a la mayoría de las personas.

Mi madre me transmitió un mensaje muy simple. Al igual que Carl Jung, cuando sucedía algo decepcionante, solía decir:

–Tenía que ser así. Dios te está llevando por otro camino; verás cómo algo bueno resulta de ello.

Quizás esto no parezca muy profundo, pero cuando reflexionas en ello, te das cuenta de que jamás nada puede irte mal en la vida. No puedes fracasar, y Dios no te está castigando. Lo único que puede hacer un acontecimiento es orientarte y ayudarte, es decir que incluso la adversidad se convierte en una nueva orientación.

El mensaje de mi madre me permitió dejar muchas cosas en manos de Dios, pero también darme cuenta de que todo lo que me pasa es en cierto sentido significativo y forma parte de mi camino. Así pues, no fui a la universidad que en principio había elegido, ni hice mis prácticas durante la carrera de medicina en el hospital que había escogido en primer lugar. Muchos planes que había hecho y muchas cosas que quería hacer no se concretaron. Pero los lugares adonde fui resultaron ser los más adecuados para mí. Siempre tuve la sensación de estar bien encaminado. Cuando nos enteramos de que hay caminos alternativos y de que nuestro intelecto siempre elige lo mejor, nos abrimos para recibir cosas maravillosas.

Jason Gaes, que tuvo cáncer a los siete años, decía:

–Si Dios quisiera que yo fuese jugador de baloncesto, me habría hecho pasar de los dos metros de altura. Pero como me envió el cáncer, escribiré un libro para ayudar a otras personas.

Y escribió *My Book for Kids with Cansur* [Mi libro para niños con cáncer]. Eso es lo que sucede cuando te aman, que nada es un castigo.

En un libro donde recopila sus citas favoritas, Norman Vincent Peale dice que el mensaje de su madre, Anna Delaney Peale, era: «Si una puerta se te cierra de golpe, eso significa que Dios te está señalando otra que está abierta más adelante».

Así creció él, con ese mensaje positivo. Pero yo sé que hay otras familias donde el mensaje es que si te pasa algo bueno, algo malo vendrá después. O: «No eres lo bastante inteligente», «No esperamos nada de ti», «Estás demasiado gordo (o gorda)» o «Es inútil tratar de educarte». Estos mensajes dicen que el niño no vale nada, que es ignorante, feo o culpable. La gente a quien se educó de esa manera tiende a esperar dificultades o castigos, y eso sin hablar de los que fueron víctimas manifiestas de abusos sexuales o psicológicos, que no se sienten dignos de nada.

¿Cuál era el lema en tu familia? ¿Cuál fue el mensaje hipnótico que recibiste de tus padres?

Durante mis primeros cuatro años y medio fui hijo único; después nació Dossie, mi hermana. Es muy capaz e inteligente, y ambos hemos sido siempre personas independientes. Nunca competimos el uno con el otro. Sé que yo intentaba ser un niño bueno porque quería aportar algo a la familia, no porque tuviera miedo de que me castigaran, ni porque me lo exigieran. Quería devolver a mis padres algo de lo que pudieran estar orgullosos. Tuve las desilusiones y los problemas normales, pero también sabía que me querían y que podía seguir adelante, y sanar y que me sanaran. Como dice Robert Frost en su poema «The Death of the Hired Man» [La muerte del jornalero]:

> El hogar es el sitio donde,
> cuando tienes que ir allí,
> han de recibirte.

Así me sentía yo con mi familia: siempre sabía que me recibirían.

Bobbie y yo nos casamos en 1954. Nos conocíamos desde hacía tiempo, y pensamos continuar juntos a lo largo de muchos años.

Para nuestro trigésimo séptimo aniversario le regalé un libro que se titula *Amor*. Incluye el «Diario de Adán y Eva», de Mark Twain. Cada uno de los dos, Adán y Eva, escribe su propio diario. Lo que sigue está tomado del diario de Adán, y expresa lo que yo siento sobre el amor: «[...] es mejor vivir fuera del Jardín con ella que dentro sin ella». Y en la tumba de Eva se lee: «Allí donde ella estaba, era el Edén».

Eso es lo que siento yo con respecto a Bobbie. Sé que cuando ella y yo somos cariñosos, así es nuestra vida. También describimos nuestro matrimonio como una lucha. En los talleres, Bobbie lo ha definido como «una lucha larga y ardua». A veces, eso confunde a la gente, porque según el mito, si estamos enamorados no tendría que haber lucha. Sin embargo, después de todos estos años, Bobbie y yo todavía nos tomamos de la mano, y eso la gente también lo observa.

Me gustó ver que Joseph Campbell describe el matrimonio como «una difícil prueba». Creo que sus palabras son válidas para todas las relaciones: con el marido, la esposa, el o la amante, el médico, el paciente... Tratamos de crear una tercera entidad, algo mayor que los individuos que participan en la relación. En una entrevista con Michael Toms, en el ya citado libro *Una vida abierta*, Campbell dice:

> Ya veis que, en el matrimonio, la relación y la flexibilidad lo son todo. Hay que conocer las funciones, saber que cada uno está desempeñando un papel en un organismo. Una de las cosas que he comprendido, y que comprende la gente que lleva mucho tiempo casada, es que el matrimonio no es un idilio.

Un idilio tiene que ver con la satisfacción personal inmediata, pero el matrimonio es una difícil prueba. Significa ceder, una y otra vez. Por eso es un sacramento. Renuncias a tu simplicidad personal para participar en una relación. Y cuando das algo, no se lo das a la otra persona, sino a la relación. Y si te das cuenta de que participas en la relación, al igual que la otra persona, entonces se convierte en el elemento esencial de la vida, en una experiencia que nutre y enriquece la vida. No es un empobrecimiento, porque te das a otra persona. ¿Ves a qué me refiero? Ese es el desafío de un matrimonio. Qué hermoso es vivir juntos como personalidades que evolucionan, cada una de las cuales ayuda a florecer a la otra en vez de limitarse a seguir el arquetipo estándar. Es un momento maravilloso cuando las personas toman la decisión de ser totalmente sorprendentes e imprevisibles, en lugar de productos hechos con molde, como galletas.

La vida es en realidad una serie de matrimonios, a medida que vamos estableciendo contacto los unos con los otros a lo largo del camino.

En su poema «Un hombre y una mujer se sientan el uno junto al otro», de su libro *Loving a Woman in Two Worlds*, Robert Bly se refiere a un hombre y una mujer que respiran por un tercer cuerpo, y este «tercer cuerpo» es la relación. Como Bly y Campbell, yo creo que creamos otra identidad, una tercera cosa, una relación, que debe intensificar y fomentar la vida y permitir que cada persona se convierta en lo que realmente es. Luchamos por conseguir eso, y hacerlo conduce a conflictos y dificultades, pero si hay un compromiso y si está ahí la palabra clave –amor–, entonces trabajamos para lograrlo.

Bobbie y yo hemos criado a cinco hijos. Los dos menores son gemelos, y todos nacieron en menos de siete años, es decir que cuando eran pequeños fue un período agotador, tanto física como emocionalmente. Y sé que también nosotros les causamos algunas dificultades... es difícil conceder el veinte por ciento de tu tiempo a cada hijo. Sin embargo, a pesar de todo creo que nuestros hijos se sintieron seguros y queridos. Saben que, aunque no hayamos sido ni seamos los mejores padres del mundo, los queremos y todavía seguimos tratando de aprender. No hemos hecho ningún curso sobre cómo ser padres; así que pedimos perdón, les ayudamos a seguir adelante, y continuamos amándonos y amándolos.

Bobbie es hija única, y cuando yo escribía esto sus padres pasaban de los noventa. (Su madre me matará por decirlo.) Su padre tenía un ánimo admirable. A pesar de su sordera y su lesión medular por una caída que había sufrido hacía muchos años –lo cual significaba que no podía controlar la mayor parte de su cuerpo ni ajustarse los audífonos– todavía tenía voluntad de vivir y de participar. Yo admiraba su determinación. Además, sé que también enseñaba algo a nuestros hijos: que el cuerpo físico no es nuestra única razón para estar aquí, y que hay muchas maneras de hacer nuestra aportación al mundo. También tenía mucho sentido del humor. Cuando le pedí un consejo para envejecer, me dijo:

–Recuerda que es mejor caerse sobre algo blando, pero –añadió– yo una vez me caí sobre mi mujer y le rompí una pierna.

¿Su conclusión? Pues:

–¡Cáete hacia arriba!

Murió el 23 de enero de 1993. Se cansó de su cuerpo y lo abandonó pacíficamente, a los 97 años.

Nuestros hijos ya están todos crecidos, y John Bradshaw dice algo que yo también les he dicho a ellos:

–Lo siento, os pido perdón por todo lo que no sabía y por todas las cosas que no sabía hacer.

Cuando se tienen cinco hijos, al llegar el cuarto y el quinto ya se han aprendido algunas cosas. Nuestro hijo mayor, Jonathan, me preguntó hace años por qué los menores no tenían que hacer cosas que él sí había tenido que hacer. Y mi respuesta fue que finalmente yo había aprendido lo que de verdad es importante. Las cosas pueden ser difíciles para los primeros.

Creo que en cierto sentido nadie conoce realmente a sus hijos –lo que han vivido, su experiencia de la familia– hasta que no tienen quizás unos veinte o treinta años y están dispuestos a hablar y los padres estamos dispuestos a escucharlos. Puede ser que nunca estén dispuestos a hablar, pero si lo están, podemos sanar nuestras relaciones. Si ninguno está dispuesto a hablar, los padres podemos seguir expresando nuestro amor. Todos lo necesitamos. Y eso conducirá al cambio. No lo pidáis ni lo exijáis: dadlo, que ya volverá.

Nuestra familia ha tenido sus problemas, que a Bobbie y a mí nos han enseñado muchísimo. Si hiciéramos una lista de nuestros problemas, la gente se daría cuenta de que nuestra felicidad es una elección y no una simple cuestión de suerte.

Creo que la familia es la mejor maestra. Para mí, significa compartir nuestras incapacidades e imperfecciones y nuestros sentimientos, y seguir amándonos. Pero puede ser que ni siquiera cuando uno se lo propone consiga ser siempre una persona agradable. Y cuando no eres perfecto, lo importante es perdonarte y perdonar a los demás. Entonces puedes levantarte al día siguiente y empezar de nuevo. Es un proceso, como cuando se abre un capullo. Es un florecimiento, una eclosión, una transformación.

Abrirse al amor: Sal de tu capullo

Si ayudas a una mariposa a salir del capullo, se muere. Todos –hombres, mujeres y niños– necesitamos luchar para revelar nuestra belleza. En nuestros talleres, tanto los hombres como las mujeres hablamos de lo difícil que nos resulta abrirnos y, especialmente a los hombres, expresar nuestros sentimientos y emociones. Pero yo no creo que se pueda culpar a los hombres ni a la sociedad por haberlos hecho como son. Las diferencias entre hombres y mujeres no son todas de educación. Algunas son biológicas, aunque a los hombres se les enseñe a ser fuertes y valientes y a no llorar ni demostrar sus sentimientos.

Tanto los hombres como las mujeres pueden, en cierto sentido, darse a luz a sí mismos; también pueden pasar por los dolores de parto. En los talleres, a veces, asigno un proyecto a la gente: «Escribir un poema sobre el hecho de darse a luz a uno mismo». Un hombre llamado Harold Witt escribió:

> ¿El parto? Sí, creo que sé lo que es:
> un trabajo duro, en todo caso, dar a luz a una persona
> desde las entrañas de quien era antes,
> en vez de dejar, sin más, que se agrave el cáncer.
>
> Aún en la oscuridad, percibo cierto resplandor.
> Empujo y empujo, y aparece alguien nuevo,
> más penetrante, más lúcido, tal vez más esbelto
> o acaso un hombre más rubio y más joven.
>
> Todavía somos dos, pero uno se desvanece
> –ese tipo que esperaba vivir eternamente–;
> a partir de él se está formando este otro
> que, aunque tampoco es perfecto, se merece el esfuerzo.

La verdad es que todos necesitamos ser seres humanos equilibrados, expresarnos de forma saludable, abrirnos a todos nuestros rasgos, los masculinos y los femeninos. Queremos que los hombres sean solícitos y estén atentos a los sentimientos, y que las mujeres sepan hacerse valer, hagan oír su voz y expresen sus necesidades, para que todos seamos seres humanos eficaces y afectuosos.

Mucha gente me ha preguntado cómo llegué a abrirme. Creo que cambiamos sólo por una razón: porque algo nos duele, porque sufrimos. No nos gusta sentirnos así, experimentar la vida de este modo. Yo opté por luchar contra aquello. Otros, cuando sufren, eligen drogarse o suicidarse.

Tal como ya he dicho, tuve una niñez llena de amor, y tengo un matrimonio lleno de amor. Pero cuando me convertí en médico empecé a rodearme de murallas para protegerme del dolor y la infelicidad que veía. Sin embargo, también era difícil encerrar dentro de mí ese dolor, acumularlo en mi interior. Eso me hacía daño, y también perjudicaba a mi familia y mis pacientes. Una ciudad amurallada se muere. Una grieta en la pared puede salvarla. Por ella puede llegar el socorro.

De niño me había interesado el arte, que después se convirtió en una afición. Tomé clases y adquirí habilidad en su práctica. Posteriormente, como ya he dicho, el arte me ayudó a restablecerme. En un momento en que sentía un gran dolor, lo utilicé como camino de sanación. Pinté retratos de la familia, y después un autorretrato. Me llevó tiempo darme cuenta de lo malsano que era mi autorretrato. Imagínate que te digo que encargues un retrato tuyo. Entonces, vas a ver al pintor con un gorro, una máscara y una bata. Pues así me pinté yo, con gorro, máscara y bata de cirujano. Sólo se me veían los ojos. Si alguien se apareciera así ante un pintor, éste le diría:

–Pero, ¿cómo va a saber nadie de quién es el retrato? Así no puedo verle.

Pues sí, yo me escondía. Me había rodeado de una muralla, sin siquiera darme cuenta. No pinté a nadie más de la familia de aquella manera. A decir verdad, me resultó difícil hacer el retrato de Bobbie, porque quise pintarla con vestido de noche, y el cuadro se me atascó. Un día que volvimos a casa tras dar una vuelta en bicicleta, ella se bajó de un salto de la bici (una Elgin que tiene desde los nueve años) y se quedó un momento con ella entre las piernas, y yo exclamé:

–Oh, ¡ahora sí que eres tú!

Y la pinté de pie junto a la bicicleta, sosteniendo el manillar. El cuadro me resultó fácil, y lo tenemos colgado en la sala de estar, porque esa es Bobbie. Pero en cambio no podía ver quién era yo. A la larga empecé a resistirme a seguir oculto: era demasiado doloroso. Sin embargo, ese mismo dolor que vemos como un enemigo termina por resquebrajar las paredes y salva a quien se oculta tras ellas.

Un hombre a quien le preguntaron por qué no reaccionaba ante la muerte de su mujer, dijo que simplemente había decidido no mostrar su dolor. Es necesario que veamos que una actitud como ésta también es una forma de muerte, y es la que veo en muchos médicos. Se han muerto por dentro, y para protegerse se han rodeado de murallas. Aunque los sentimientos no se expresen, están ahí. Yo sabía por mi familia que esa no era una manera apropiada de vivir, y que en realidad las paredes no te protegen: te matan.

Entonces, mi dolor me cambió. Fue eso lo que me llevó a querer más amor, lo que me encaminó por esta senda. Cuando miro una sala llena de caras, tengo la sensación de que conozco la historia de cada una de esas personas. Participar en un taller y encontrarse con ciento cincuenta personas que van presentándose, es una experiencia sumamente conmovedora. Mucha gente dice que esta es la parte más importante del taller: sólo por el hecho de compartir nuestro dolor y de tomar conciencia de nuestra capacidad de sobrevivir, nos fortalecemos los unos a los otros.

Recuerdo a un rabino que decía que si Dios, siendo luz y amor, estuviera ahí fuera, absolutamente solo, se sentiría muy solitario. Es decir que necesitamos espejos que reflejen y difundan el amor, y esos espejos son las personas. Esa es nuestra misión, seguir reflejando, por libre elección, la luz y el amor. Lo que le da significado es el libre albedrío, que también es lo que hace que la vida sea peligrosa, porque la gente toma decisiones que pueden ser dolorosas y destructivas. Pero sin opciones, el amor no tendría sentido. Creo que por eso Adán y Eva abandonaron el Edén, para mostrarnos que el amor que existe por libre elección tiene más sentido y es más sanativo que ninguna otra cosa.

El amor incondicional

Una vez recibí una carta de un hombre que me preguntaba cómo podía alcanzar el amor incondicional, especialmente teniendo en cuenta que quizá no sería correspondido. Tuve que reírme ante la pregunta, ya que «incondicional» significa que no tienes que recibir nada a cambio de lo que das. Como dice Elisabeth Kübler-Ross, «es dar sin expectativas». Esta es, probablemente, la definición más simple del amor incondicional.

Si das amor y no esperas nada a cambio, entonces realmente tienes algo. Cuando haces algo especial por otra persona, no necesitas que nadie en el vecindario te aplauda. Tu recompensa está en lo que haces. El poema de Emily Dickinson que cito al comienzo de este capítulo lo dice de una forma muy bella.

¿Alguna vez has salvado un pájaro y lo has vuelto a dejar en libertad? Con todos nuestros hijos, y nuestro interés por los animales, más de un veterinario ha usado nuestra casa como clínica de recuperación para animales heridos o enfermos. Nuestros hijos siempre han traído bichos heridos a casa, especialmente pájaros. Recuerdo uno que había chocado contra el cristal de un escaparate. Bobbie y yo lo llevamos a casa. Bobbie lo hizo revivir, y dos días después el pájaro se fue. Nuestra hija Carolyn una vez trajo a casa una paloma que se llamaba *Louis* (por favor, no me preguntes cómo supo que ese era su nombre) y que estuvo varias semanas con nosotros. Vivía en el jardín y bajaba a desayunar todos los días, hasta que al fin se fue. Entonces sientes que has logrado algo. El pájaro y su familia no tienen que agradecerte nada ni enviarte un regalo todos los años. Tu recompensa es haber salvado una vida, está en lo que has llevado a cabo, un acto de amor.

Cuando damos amor, somos hermosos. Conozco a un consejero psicológico escolar que les dice a los alumnos que no hay niños feos, y ellos piensan que está loco. Pero empiezan a entender que lo que quiere decirles es que cuando dan amor son guapos. Conozco muchos casos de pacientes que son hermosos por más desagradable o angustioso que pueda ser mirarlos desde el punto de vista de su aspecto físico.

En el hospital había una señora que estaba paralizada; la tenían en un pulmón de acero. Aun así, se las arreglaba para conseguir una tarjeta de cumpleaños para cada una de las enfermeras que la atendían. Nadie podía explicarse cómo sabía cuándo eran los cumpleaños, ni cómo conseguía que alguien le proporcionara tarjetas para todas, pero ella lo hacía. Era una persona hermosa.

Si juzgas y sopesas las reacciones de los demás, te estás preparando para un amor condicional. Si has dado dos horas de tu tiempo a alguien que sólo te ha devuelto una, quizá te resientas. A veces veo a moribundos que se quejan de que nunca les devolvieron tanto como daban. Yo no creo que realmente amaran; lo estaban midiendo todo. Así pues, no midas, limítate a dar y observa lo que pasa. Porque ese es el don más grande del amor: que te lo devuelven, reflejado, todos los que te rodean.

En su libro *The Direction of Human Development*,* Ashley Montagu dice:

> El amor implica tener el sentimiento de un profundo compromiso con otra persona, y amar significa comunicar a esa perso-

* Hay traducción al castellano: *La dirección del desarrollo humano*, Tecnos, Madrid, 2.ª *ed.*, 1975. *(N. del E.)*

> na ese sentimiento de compromiso. El amor es incondicional, no regatea ni pide nada. El amor brinda apoyo, es firme. Desde el momento del nacimiento, el amor es lo que más necesita un organismo humano. Los efectos del amor son recíprocos, y tan benéficos para quien lo da como para quien lo recibe. El amor es creativo: amplía las capacidades de quienes son amados...
>
> El amor es tierno, alegre, intrépido. Permite que las personas hagan de la vida un arte.
>
> Como actitud de la mente y como forma de comportamiento, el amor es, desde el punto de vista de la adaptación, el mejor y el más eficiente de todos los procesos que capacitan al ser humano para adaptarse a su entorno.
>
> Para la persona y para la especie, el amor es la actitud que tiene el valor de supervivencia más elevado.

Ashley Montagu también me ayudó cuando dijo que cuando uno tiene dificultades con alguien, ha de «actuar como si amara a esa persona». Al hacer esta opción –ya que no se trata de un engaño, sino de optar por amar–, me ayudo a mí mismo y facilito mis relaciones. Esto es lo que intento comunicar una y otra vez a la gente: que el amor sana. Quizá no pueda curar todos los problemas, pero sí puede sanar todas las vidas.

Cuidar y prestar apoyo

Cuando se da amor, ese amor sustenta tanto a quien lo da como a quien lo recibe. No podemos curar a nuestros seres queridos ni liberarlos de todos sus problemas, pero podemos apoyarlos con nuestro amor. Lo importante que ha de recordar la persona que presta su apoyo es brindar amor a quien sea: al marido, la esposa, el o la amante, el hijo... Y ha de escuchar al enfermo, pero también ha de permitirle que tenga su enfermedad. Y como ésta es «suya», no se trata de hacer que se sienta culpable con preguntas como: «Oye, ¿ya te acuerdas de meditar? ¿Te has comido la verdura? ¿Tomas tus medicinas?». Si todo el tiempo te oye decir cosas como éstas, no querrá escucharte. Puedes buscar información sobre su problema y ofrecerle lo que encuentres, pero si tira el material a la basura, es cosa suya. No hagas que termine tirándote a ti a la basura. Si cuenta con tu amor, ya encontrará el camino. Debes darle permiso para encontrarlo por su cuenta, aunque su manera de hacerlo difiera mucho de lo que a ti te gustaría. Así pues, dale los recursos, pero ahórrale el sermón.

También es importante que encuentres tu propio apoyo y hagas lo mismo que recomiendo a la persona que está enferma. Todos somos mortales. Sigue una dieta adecuada, medita, haz ejercicio, hazte hacer un masaje, escribe un diario, forma un grupo. Lo que en realidad estoy diciendo es que eres un ser vivo y, por lo tanto, estas cosas te harán bien. Y sobre todo, procura encontrar apoyo y terapia para poder expresar de forma saludable tus sentimientos y tus dificultades, en vez de atacar a la persona que está enferma. No importa si te enfadas con tu ser querido, con Dios o con quien sea; expresa esos sentimientos de una manera segura y adecuada.

Anita Tejedat es una amiga que ha llegado a ser muy especial para mí. Nos conocimos en un taller y hemos seguido manteniendo el contacto. Su marido está enfermo. Ella tiene la costumbre de despertarse en mitad de la noche y ponerse a escribir sus pensamientos, o quizá más bien deja que ellos se escriban. Una vez me mandó un fragmento que se llamaba: «Y yo, ¿qué?». Decía lo siguiente:

> ¿Y qué hay de la otra persona, de la que no tiene la enfermedad? Sí, y yo, ¿qué? A mí, ¿cómo me va? No parece que nadie me lo pregunte. Pero pensar así es egoísta cuando no soy yo quien está enferma. No, para mi dolor los médicos no tienen una etiqueta, mi miedo es abstracto, no hay ninguna medicina

que pueda curármelo. Es el dolor de compartir mi vida, mi amor, mis esperanzas, mis sueños, mi futuro con alguien cuya vida parece estar hecha trizas y a quien todo eso le ha sido arrebatado. A mí, ¿cómo me va? Bueno, pues ya que me lo preguntáis, estoy muerta de miedo. Ahora tengo miedo de amar hasta el final, porque la pérdida es demasiado grande. Tengo miedo porque estoy realmente furiosa y quiero preguntarle a Dios, a voz en grito, si está loco. O de gritarle a él, al hombre que amo: «Vamos, ya basta, ponte bien». O de decirles a los amigos y a la familia, que se han distraído hablando de trivialidades, que se callen de una vez, que no saben la suerte que tienen. Estoy asustada porque mi propia vida, mi amor, mis esperanzas, mis sueños y mi futuro están tan conectados con el hombre que amo que me pregunto qué será de mí. Estoy asustada porque veo y vivo la realidad de lo que pasa y aun así sigo buscando ese idealismo que siempre he tenido, y me pregunto si no me estaré engañando a mí misma. Quizá tú puedas rezar para que yo sea valiente y pueda seguir adelante.

Creo que en un nivel profundo, Anita sabe cuáles son las respuestas. Una mañana, al amanecer, escribió otra carta:

Cuando alguien a quien amas se está desintegrando por la terrible enfermedad que parece ir consumiéndolo poco a poco, te hundes en el miedo, la rabia y la negación y muchas veces te sientes desvalida. ¿Qué puedes hacer? ¿A qué fin obedece todo esto? «¿Por qué, Dios mío, por qué?», es la pregunta que te da vueltas y más vueltas en la cabeza. Más de una vez has oído decir que cuando tienes salud lo tienes todo; pero, ¿es realmente cierto? Mi marido, mi amor, está enfermo. Yo vivo, siento y respiro estas cosas, y convivo siempre con las preguntas. Pero he encontrado una de las respuestas, y te la voy a decir. No, no es verdad que cuando tienes salud lo tienes todo. Lo que es cierto es que si tienes a alguien que verdaderamente se preocupa por ti, aunque no tengas salud, lo tienes todo. Es más fácil comprar la salud que el amor. No hay dinero en el mundo que compre el amor. Es un regalo, es gratuito. Puede darnos toda la fuerza que necesitamos para seguir adelante cuando ya no hay nada más para dar [...]. En medio del silencio, grito: «Te adoro, odio todo esto, estoy aquí, contigo. Si con mi amor bastara para sanarte, instantáneamente estarías sano. Juntos superaremos esto, lo derrotaremos». Y en el fondo de mi corazón sé que nuestro amor es mejor que cualquier otra cosa, más valioso, más sano, y que se elevará por encima de todo, sí, y que es incluso capaz de sanar. No, cuando tienes salud no lo tienes todo, pero cuando tienes un corazón y un alma que están en conexión con los tuyos –ya se trate de la esposa, el marido, un hijo, un amigo, un o una amante, el padre, la madre, un hermano, el médico, una enfermera o quien sea–, alguien que te dice: «Yo te quiero y estoy aquí», entonces lo tienes todo.

No conozco ninguna manera mejor de decirlo. Es necesario que nos cuidemos los unos a los otros, que nos amemos y que estemos ahí por el otro.

Actualmente, Anita ha empezado a organizar talleres para los familiares y otras personas que prestan su apoyo a quienes padecen enfermedades graves. Todos necesitamos aprender la forma de evitar que la enfermedad contagie también nuestras relaciones.

Otra persona que ha usado su dolor como recurso es Maggie Strong, que ha escrito un hermoso libro, *Mainstay* [El palo mayor], sobre los aspectos de las enfermedades crónicas que se relacionan con la familia, y sobre su propia cólera, su fatiga, su miedo y su esforzada pugna por mantenerse a flote ella misma, y también a su marido y a sus dos hijos, durante la enfermedad de él. Maggie describe cómo aprendió a aceptar el amor y la ayuda de los amigos y de la familia, y cómo aprendió a devolverle a él, al enfermo, parte de la responsabilidad. En su libro, escribe:

Si contraes una enfermedad crónica, te pierdes a ti mismo como persona sana: estás de duelo. Ser la esposa o el marido de alguien que está enfermo y ver cómo sufre la persona que amas significa estar de duelo, por el matrimonio perdido, por la familia perdida, por el sufrimiento de tu pareja y por tu propio yo perdido... el que podía sentirse dependiente, pedir que lo mimaran, despreocuparse. Y a menudo, con una enfermedad crónica, estás de duelo por una sexualidad perdida o disminuida.

Tan desesperadamente sola se sentía Maggie que terminó por fundar una organización de cónyuges sanos para encontrarse con otras personas en su misma situación.

Como persona «sana» que cuida a otra, debes encontrar maneras de reservarte tu propio tiempo, no vaya a ser que tengas que enfermar para restablecerte y disfrutar de cierta libertad. ¿Qué efecto tendrá la enfermedad en los niños, si tú no les das un ejemplo saludable ni les muestras cómo hay que enfrentarse con las aflicciones y la adversidad? Recuerda que nuestras actitudes ante la vida forman parte de la herencia que legamos a nuestros hijos. También hay una genética psicológica.

Cómo criar hijos sanos

He oído hablar a mucha gente del «daño» que les han hecho sus padres, y de su preocupación por la posibilidad de pasar, a su vez, esta carga a sus propios hijos. Para empezar, yo no culpo a los padres, porque también tuvieron padres. Y además, echando la culpa no vamos a ninguna parte. Por otro lado, una vez que el daño ya está hecho, es uno quien tiene que repararlo. Esta es tu responsabilidad, que incluye el duelo, una época de cólera y aflicción. Sé que los malos tratos físicos y psicológicos que han sufrido algunas personas son horribles, pero siempre es posible sanar. Puedes liberarte de ese dolor. Y la solución eres tú; ese es el segundo punto que tienes que entender.

Cuando Keith se enfadaba conmigo porque no era la clase de padre que él necesitaba, yo le decía:

–Imagínate que soy un alcohólico y que estoy ahí, tendido en el sofá, borracho. ¿Te quedarás sufriendo y echándome la culpa, o te dirás: «Bueno, ya que él no tiene remedio, tendré que hacer algo por mí mismo»?

Entiende que eres responsable de sanar y de cambiar, y que cuando sanes tú, es probable que literalmente sanes a tus padres y a toda tu familia. Porque habrás llegado a un sitio desde donde puedes comprender, perdonar y amar. Eso es lo que Keith ha hecho por nosotros.

No estoy diciendo que yo sea perfecto para criar hijos. Habría sido mejor si hubiera hecho un curso de formación además de los treinta años que me llevó educarlos. Y por eso los abuelos suelen ser mejores que los padres para esa tarea, porque ya han tenido la experiencia, es decir, el curso de formación, y con el segundo grupo lo hacen mejor.

Cuando tengas hijos, asegúrate de que sepan que no eres un ser perfecto. No tengas miedo de mostrar tus puntos débiles y tus emociones. Deja que los niños sepan que está bien que se enfaden contigo, y que se sientan seguros haciéndolo. Ellos te seguirán amando y te sanarán. Una vez que mi hijo Jonathan se puso un poco impertinente y me estaba sacando de quicio, lo perseguí por la cocina, lo atrapé y cuando estaba a punto de zurrarlo en el trasero, me dijo:

–No puedes pegarme.

–¿Por qué no? –le pregunté.

–Porque soy una persona, y si me pegas llamaré a la policía.

Esta hermosa verdad hizo que me relajara, me riera y lo quisiera más aún. Después de aquello, nunca volví a zurrar a ninguno de mis hijos.

Escucha a tus hijos. Expresa en palabras tu amor, demuéstraselo. Hazles saber que tu amor es incondicional. Diles claramente que no tienen que ser perfectos ni en su aspecto físico ni en sus calificaciones escolares. Adoptar esta actitud no significa que no les impongas disciplina alguna ni que apruebes todo lo que hagan. Pero de todo eso se puede hablar. Si a ti jamás te amaron, será una difícil tarea para ti y para tus hijos.

Hace poco vi un vídeo del terapeuta Gary Smalley; en él muestra a su público un Stradivarius que los deja sobrecogidos.

En mis talleres, a menudo tomo a un bebé en brazos o muestro a los participantes fotografías de niños pequeños, y la gente reacciona como si estuvieran viendo un Stradivarius.

¿Qué nos pasa cuando crecemos? El respeto, el asombro, las capacidades latentes y la reverencia se pierden.

Te ruego que sigas mirando a tus hijos como valiosos tesoros. Respétalos y respétate.

Un niño debe conocer ciertas reglas necesarias en nuestra sociedad. Con amor y disciplina se crían niños sanos, capaces de satisfacer sus necesidades de la manera adecuada, y que no necesitarán las adicciones que hoy en día vemos en tantos jóvenes... por no hablar de los suicidios ni de otros comportamientos patológicos y autodestructivos. Creo que todo eso se origina en la falta de amor y de apoyo en la familia. Si los niños no reciben un amor saludable, van en busca de un amor que puedan controlar; se entregan a diversas adicciones, para obtener lo que no encontraron en sus padres, e incluso en ocasiones se suicidan, en vez de matar las partes enfermas que hay en ellos y convertirse así en personas nuevas.

Aunque no tengas hijos, puedes ayudar a que los niños sean más sanos. Cuando mi hermana y yo tratábamos de decidir qué inscripción pondríamos en la lápida de mi padre, me impresionó ver, en un momento en que hacía *jogging* por un cementerio en Cape Cod, el hecho de que la gente hubiera grabado en las lápidas el número de años, meses y días que había vivido alguien. Y pensé lo importantes que debían de haber sido esos momentos para aquellas personas. Pero mi hermana pensaba que con aquello se daba demasiada importancia al tiempo, y quería que en la tumba de nuestro padre se leyera: «Marido, padre, abuelo y bisabuelo». Para mí, aquello daba excesiva importancia a las relaciones familiares. Creo que la gente se puede pasar aquí una vida entera sin que lo importante sea que haya tenido hijos o no. El mundo puede haber sido su hijo.

Actualmente soy muy consciente del dolor y los malos tratos que sufren muchos niños, porque tengo contacto con todos los cursos escolares, y también con los universitarios. Pocos son los niños que creen que sus padres los aman de verdad o que serían capaces de protegerlos o de defenderlos. Muchos se sienten fracasados, y algunos (un 30 % según ciertos estudios) han pensado seriamente en el suicidio. En parte, voy a las escuelas para que los estudiantes sepan que alguien se interesa realmente por ellos. Espero que consideres la posibilidad de conocer a más gente joven; habla con ellos y escúchalos hablar de sí mismos y de su vida. Da lo mismo lo que les digas; lo importante es que hables con ellos, que compartas tu tiempo con ellos, porque eso significa que valen algo.

En uno de mis libros favoritos, *The Human Comedy*,* de William Saroyan, una maestra habla con uno de sus alumnos. Lo que le dice me recuerda muchísimo a mis padres:

> Mi más vivo deseo es que mis alumnos y alumnas se esfuercen, que obren bien y sean nobles. No me importa lo que parezcan a primera vista; a mí no me engañan los modales, ni los buenos ni los malos. Me interesa lo que hay por debajo de los modales.

* Hay traducción al castellano: *La comedia humana*, Orbis, Barcelona, 1985. (*N. del E.*)

Si los alumnos de mi clase son humanos, no quiero que sean todos iguales en su manera de serlo. Si no están corrompidos, a mí no me importa en qué difieren unos de otros. Lo que quiero es que cada uno sea él mismo, que sean personas, cada una distinta, especial, una variación agradable y fascinante de todas las demás. Quería que él supiera que cada uno de vosotros dos empezará a ser verdaderamente humano cuando, a pesar de vuestra natural antipatía mutua, os respetéis el uno al otro. Eso es lo que significa ser civilizado. Antes de que pasen muchos años, oirás reír muchas veces, y no se tratará sólo de la risa de los hombres, sino también de la risa burlona de las cosas, que intentarán avergonzarte y reprimirte. Pero yo sé que tú no prestarás atención a esa risa.

Esa maestra hizo un gran regalo a sus alumnos: la convicción de que, a pesar de las burlas o las críticas, podían seguir adelante, porque sabían que los habían amado.

Todos los niños son dignos de amor. Procura mantener vivo este sentimiento dentro de ti y en tus propios hijos. Permíteles que se expresen. Ten siempre a la vista sus fotos de cuando eran bebés, en la mesa de tu oficina y en casa, sobre los muebles o en las paredes, para que ellos las vean y sepan que los amas y los valoras. (E incluye también tus propias fotos de cuando eras niño.) En casa, la sala de estar está llena de cosas que nuestros hijos han ido haciendo a lo largo de los años. Las pusimos allí cuando ellos estaban en la escuela primaria y, veinte años más tarde, siguen estando allí. Deja que tus hijos sepan que son seres creativos y maravillosos.

Los padres de Susan Duffy nunca le hicieron una fotografía. Eran agentes de la propiedad inmobiliaria, y fotografiaban las casas. Ella no tiene ninguna prueba física de que fue una niña encantadora. Cuando uno crece recibiendo el mensaje de que es guapo y digno de amor, es mucho más fácil llegar a ser uno de esos adultos que se asoman fácilmente al mundo y se arriesgan, incluso a ser heridos.

Hace varios años, cuando estábamos en Boulder, Colorado, conocí a algunas personas que habían formado un grupo para combatir los malos tratos a los niños. Me dieron un folleto titulado «Psicohistoria en acción», escrito por Robert McPharland y Kathleen Linden, y que se basa en la creencia de que cuando cambian los métodos de educación de los niños, el resultado puede ser que haya cambios históricos en la sociedad. En 1983, después de que un niño de tres años fuera asesinado por su madre y el amigo de ésta, uno de los miembros del grupo inició un debate público con miras al desarrollo de un programa comunitario destinado a prevenir los malos tratos a los niños.

Todos los padres necesitan ayuda, y todos sienten, en ocasiones, el impulso de pegar a sus hijos. Pero yo creo que los malos tratos se pueden prevenir, si compartimos nuestros sentimientos y los expresamos, pues así no llegamos a pegar. Saber que somos capaces de hacerlo es el primer paso para no llevarlo a la práctica. Tenemos que conocer nuestro lado oscuro, la sombra, todas las partes de nosotros mismos que tal vez no nos gusten. Y cuando seamos conscientes de todo ello, no tendremos necesidad de expresarlo.

Quizá parezca algo absurdo, pero ojalá se tuviera que sacar una licencia para ser padre. Una vez concebido un niño, se incluiría a los futuros padres en un grupo donde pudieran compartir sus sentimientos. Se exigiría que la asistencia fuera obligatoria como parte de la atención médica, así como se exigen otras cosas en nuestra sociedad. De este modo tendríamos grupos en los que se encontrarían padres, terapeutas y abuelos. La gente podría empezar a prepararse para la maternidad o la paternidad en la escuela secundaria o incluso antes. Se hablaría del parto y del cuidado del bebé. Después del nacimiento del niño, y quizá durante uno, dos o tres años, la madre y el padre seguirían formando parte de un grupo de padres, abuelos y terapeutas para así poder compartir sus frustraciones y su dolor.

Entonces, no sería tan habitual que se maltratara a los niños en momentos difíciles, sino que en cambio los padres expresarían su enojo y otros sentimientos dentro del grupo, sin dejar por eso de ser acogidos con amor. Aprenderían que hay maneras apropiadas de expresar el enojo. Cuando podemos manifestar nuestros sentimientos de una forma sana, no culpamos a nuestros hijos. Y cuando un grupo está integrado por personas que tienen una preocupación común –el cáncer, el sida, la tetraplejía o el hecho de ser padres–, todos conocen el problema de los demás, y pueden ayudarse los unos a los otros a encontrar maneras de sanar sus vidas. Los malos tratos no tienen por qué ser una herencia ineludible. Y también podríamos enseñar a la gente cómo hablar con los niños para que éstos no se sientan incapaces y puedan llegar a su vez a ser buenos padres.

Sé que hubo veces en que, como padre, me sentí culpable porque mis juicios no eran siempre acertados. Digamos que si uno de mis hijos me decía que le dolía la pierna, yo le aconsejaba que se diera un baño caliente, pero tal vez el niño tenía algo que no se podía curar con un baño. Cada vez que a un niño le duele la pierna, lo primero que a uno se le ocurre no es que tiene un sarcoma en el hueso, sino que tal vez se haya caído o haya forzado algún músculo. Todos nos sentimos culpables a veces, pero la culpa puede ser saludable si en cada caso nos preguntamos qué podemos hacer. ¿Cómo puedo expresar mi amor? ¿Cómo puedo ayudar a mi hijo en vez de acosarlo y atormentarme? ¿Cómo puedo hacer que de todo ello resulte algo bueno? La gente sana y capaz de amar no se hunde en la culpa, el pecado, los reproches y la vergüenza, sino que sigue adelante.

3

Sánate: Un juego de recursos para ponerse bien

Los grandes acontecimientos de la historia del mundo en el fondo son profundamente insignificantes. En último término, lo esencial es la vida del individuo. Es lo único que hace historia; sólo aquí tienen lugar las grandes transformaciones; [...] en nuestra vida más privada y subjetiva no somos solamente espectadores pasivos de nuestra época, ni sus víctimas, sino también sus creadores.

CARL JUNG
Civilization in Transition
[Civilización en transición]

«*El nuevo día*»

En una ocasión en que hablé en Toronto conocí a una mujer maravillosa, llamada Fay Finkelstein. Había sido siempre una luchadora; luchaba contra las probabilidades, contra la estadística. Cuando enfermó de cáncer de hígado, también luchó contra eso. Escribió una carta a una mujer, una sueca que tenía cáncer de hígado, como ella. Quiero citar parte de esa carta, porque dice muchísimo de lo que es amar y vivir y estar bien. Fay escribió:

> Hola, te escribo porque me lo han pedido el doctor Bernie Siegel y la novia de tu hermano. También lo hago porque quiero. Sé que tienes cáncer de hígado. A mí me dijeron hace más de un año que probablemente me moriría en seis semanas. Pero no me morí. Ni pienso morirme durante mucho tiempo. El consejo que puedo ofrecerte es lo que a mí me dio buen resultado.
>
> *Uno*, no des crédito a nadie que te diga cuándo te has de morir. *Dos*, nadie sabe cuándo se morirá otra persona. *Tres*, el cáncer de hígado no significa necesariamente la muerte. *Cuatro*, si quieres vivir, lucha por ello. *Cinco*, apártate de cualquiera que no te apoye en cualquier acción que decidas emprender por ti misma, y eso también incluye a la familia.

> *Seis*, encuentra algo, lo que sea, que de verdad te encante hacer y sumérgete completamente en esa actividad, que se convertirá para ti en una forma de meditación; apartará tus pensamientos de la enfermedad y permitirá que tu cuerpo vaya sanando solo. *Siete*, si el médico te ofrece un tratamiento y tú crees en él, síguelo. *Ocho*, cree en ti misma. *Nueve*, la muerte no es un fracaso; todo el mundo se muere. Limítate a darle una buena oportunidad a la vida. Durante dos años me he sometido a diferentes formas de quimioterapia. Los fármacos en que yo creía me fueron bien, los que no me gustaban no sólo no me fueron bien, sino que, mientras los tomé, los tumores crecieron.

En un taller, Fay me había oído contar la historia del abogado que en realidad había querido ser violinista, pero no lo había sido a causa de sus padres. Cuando supo que tenía un tumor cerebral y le dijeron que no le quedaba más de un año de vida, abandonó la práctica del derecho y volvió a su violín. Un año después estaba tocando en una orquesta, sin rastros del tumor cerebral. Fay dice que, cuando oyó esto, le dio un codazo a su marido y le dijo: «De camino a casa compraremos un piano». Además, hizo que él le comprara un teclado que pudiera llevar consigo cuando tuvo que ingresar en el hospital para un trasplante de médula. Y sigue diciendo en su carta:

> Me encanta interpretar música. Toco el piano dos horas al día, y es mi forma de meditación. Así me he liberado de muchas tensiones en mi vida. No rechazo la ayuda de nadie que realmente quiera ayudarme. Incluso pido ayuda cuando la necesito. Ya no me enredo en falsos orgullos. El orgullo es amarse a uno mismo, y yo me amo sin pensar qué aspecto tengo ni cómo me siento. Haz lo que sientas que es bueno para ti. No dejes que la gente te diga si has de vivir o has de morir; decídelo tú. En realidad no importan los años que estemos aquí en la Tierra, sino lo que hagamos con el tiempo que tenemos. Puede

ser que yo viva dos semanas más o dos años más o que llegue a ser una anciana. Sea cual fuere el tiempo que tengo, lo paso disfrutando de mi vida.

En la cocina de nuestra casa de Cape Cod hay un bordado hecho por Fay, titulado «El nuevo día». Dice lo siguiente:

Este es el comienzo de un nuevo día.
Dios me ha dado este día para usarlo como quiera.
Puedo desperdiciarlo o utilizarlo para hacer el bien.
Lo que haga es importante,
porque lo haré a cambio de un día de mi vida.
Quiero que sea
    una ganancia, no una pérdida;
    algo bueno, no pernicioso;
    un éxito, no un fracaso;
para así no tener que lamentar
el precio que he pagado por hacerlo.

Una de las relaciones más importantes que habrá en tu vida, como aprendió Fay, es la que tengas con tu médico. Ella le ayudó a que la viese como una superviviente, y no como una estadística.

Busca a un médico que se una a tu equipo

Conocí a un oncólogo, el doctor Salvatore Scialla, de Scranton, Pennsylvania, que decía que él veía su relación con su paciente como un matrimonio. Esa es la clase de médico que necesitas. Yo he oído decir a sus pacientes que él no les quita poder, y que por eso en su consulta se sienten seguros. Eso es lo que tú quieres sentir, que dos personas establecen un vínculo que tiene vida propia.

Uso la palabra clave «relación» para sugerir que tú y el médico estáis juntos en un momento difícil, y que juntos vais a abordar las dificultades. Por ambas partes hay un compromiso. Cada uno de vosotros no sólo se preocupa de sí mismo, sino que también procura comportarse de un modo que intensifique y fomente la vida, permitiendo que tú seas un individuo especial y único, que lucha por su vida. No solamente importa tu enfermedad, sino también tus vivencias como persona, y si cuentas con el apoyo y la atención de tu médico.

Se trata de tu vida, no de la de él. Tu médico no tiene que estar necesariamente de acuerdo con todo lo que hagas. Entre ambos puede haber cierto conflicto, sin que deje de haber comunicación. Se puede hablar de las dificultades y resolverlas. Los dos sois como «camaradas de guerra» que luchan contra un enemigo común. Ambos estáis comprometidos con la relación: no con lo que hace cada uno individualmente ni con el tratamiento, sino con la relación. Me gusta hablar de camaradas de guerra, porque la expresión sugiere que aunque entre los dos pueda haber conflicto, ambos estáis trabajando en equipo. Y en cierto sentido, incluso la guerra puede ser una forma de comunicación.

Cuando vas a ver a un médico, generalmente te sientes vulnerable, y puede parecerte que él tiene un gran poder. Pero en vuestra colaboración, has de ser auténticamente tú. No te acobardes.

Sé de algunos pacientes que se han sentado frente a su médico para hablarle con total sinceridad, y la cosa ha acabado, por ambas partes, con abrazos y lágrimas. Si empiezas dando pie a esta sinceridad y esta intimidad y no hay respuesta, si no sientes que en el otro lado del escritorio haya un ser humano, levántate y vete.

Quizá sientas que no puedes irte, porque es el médico que te asigna tu mutua. Entonces, permíteme que te cuente lo que hizo una mujer. Se presentó en la consulta del médico de su mutua acompañada por su abogado, se sentó frente a él y le dijo:

–Usted y yo no tenemos una buena relación, y eso es destructivo para mí en un momento en que estoy tratando de luchar contra el cáncer. Buscaré otro médico, y la mutua seguirá pagando. Mi abogado está aquí para dejar resuelto este punto.

Una vez dicho esto, se levantó y se fue. Yo la conocí en una conferencia de oncólogos, a la que ella había acudido para hablar de la supervivencia. No tengas miedo de cambiar de médico (ni tampoco de tutearlo).

Una de las cosas que siempre he dicho a nuestros hijos es que si están de viaje y a causa de un accidente o de una enfermedad los llevan a una sala de urgencias, pregunten a las enfermeras quién querrían que las atendiera si tuvieran el mismo problema. Tú puedes hacerlo en la unidad de oncología o en la de cardiología, según el caso. Las enfermeras te dirán quiénes son los médicos más competentes y afectuosos.

Y cuando este recurso no funciona, ¿cómo puedes encontrar a tu médico? Pues, investigando un poco. Haciendo preguntas. En las salas de espera uno se puede enterar de cómo son el médico y su personal auxiliar. Otra posibilidad es entrevistar al médico, pedirle hora para hablar con él. Si está demasiado ocupado para sentarse a escuchar, envíale una carta.

Una mujer me contó que simplemente preguntó a su médico si creía en ella. Hazle al tuyo preguntas como ésta. Pregúntale si te respetará a ti y respetará tus ideas. Estás viviendo una situación única, y quieres asegurarte de que él cuidará de ti, en vez de limitarse a tratar tu enfermedad.

Un concepto que ha tenido una importancia increíble para mí es el del «nativo» y el «turista». Lo que tú quieres es encontrar a un médico que entienda lo que es ser un «nativo». En su libro *Patient Encounters: The Experience of Disease*

[Encuentros con pacientes: La experiencia de la enfermedad], James Buchanan dice que el médico es como alguien que viaja por un país extranjero:

> Todo este asunto de morirse es algo que los vivos no entendemos en absoluto. Los diversos visitantes, los que van a desearle al paciente que se recupere, los familiares entristecidos, los médicos curiosos, las enfermeras abrumadas de trabajo y los asistentes enfadados con los que el enfermo trata durante el día son como gente que viaja por un país extranjero. Entran en los dominios del paciente, pero sólo por asuntos oficiales de importación y exportación: no se quedan ni adoptan las costumbres locales del país en el que se encuentran. De hecho, estos turistas se muestran arrogantes e incluso insolentes, aislándose para protegerse de la contaminación de la muerte. Después de todo, ¿qué saben ellos del dolor, el sudor y la incontinencia, de la putrefacción de la carne que se descompone y de la absoluta humillación de quien no puede controlar la vejiga ni los intestinos? Ellos te toman la temperatura, pero no padecen los efectos de la fiebre. Te analizan la sangre, pero no sangran. Te palpan el hígado, el bazo, el vientre, pero no los sienten. Te auscultan el corazón, pero no pueden sentir su palpitar debilitado; te miden la presión sanguínea sin percibir su intensidad; atisban con desenfadada curiosidad el interior de los diversos intersticios, agujeros, desfiladeros y cráteres de tu cuerpo y sin embargo no forman parte de esa gran caverna en que te has convertido. Ellos son huéspedes y no residentes en esta casa de la muerte donde tú habitas. Entonces, ¿cómo es posible que entiendan?

El único que tiene la vivencia de la enfermedad es el nativo, y la enfermedad es siempre peculiar de ese nativo. Así pues, asegúrate de que el médico atienda a esa vivencia, y de que tus peculiares necesidades estén satisfechas. El médico no ha de limitarse a tratar mecánicamente la enfermedad. En mi trabajo he comprobado que todos tenemos un gran potencial, pero sólo una minoría estamos dispuestos a (y no tenemos miedo de) ser excepcionales y expresar nuestra peculiaridad.

Los pacientes excepcionales: La disposición a ser genial

¿Qué significa ser un paciente excepcional? En mi pensamiento vuelvo a la época, quince años atrás, en que Bobbie llamó «pacientes de cáncer excepcionales» [*exceptional cancer patients*, ECaP] a las primeras personas que acudieron a nuestras reuniones de grupo. Todas ellas compartían ciertas características, una de las cuales era que estaban dispuestas a elegir. Se la jugaban y corrían riesgos. No quiero decir que jugasen con su vida, sino que se arriesgaban a vivir. A mí me gusta pensar en ello como en una disposición a ser genial. Estos pacientes estaban dispuestos a experimentar cosas nuevas; tanto podía ser flotar en un baño caliente como comer verduras, hacerse masajes o probar una multitud de terapias. Escogían lo que en ese momento estaba bien para ellos. Si no funcionaba, no insistían. Si les hacía algún bien, continuaban. No corrían a pedirle a nadie que decidiera qué debían hacer con su vida: aprendían de los demás, pero no dejaban que nadie decidiera por ellos.

Los pacientes excepcionales asumen responsabilidades. No tienen miedo al fracaso; se concentran en lo que son capaces de hacer. No dicen: «Si no hago esto bien y me curo, habré fracasado». Ven que la «F» se refiere a «Feedback»,* y no a «Fracaso». (Observa que la diferencia entre las palabras

* *Feedback*, en castellano «realimentación, interacción activa»: es la información referente a los resultados de una acción que se le devuelve a la persona (o a la máquina) que la realiza y le permite introducir cambios si es necesario. Puede equivaler a «aprendizaje». (*N. de la T.*)

ordinario y *extraordinario* es *extra*.) Nadie puede vivir eternamente, y sin embargo, yo considero que los pacientes excepcionales son supervivientes.

Una vez, estando yo en Colorado, conocí a una joven que me dijo que había dejado de usar hilo dental y de ponerse el cinturón de seguridad cuando le dijeron que le quedaban seis meses de vida.

–Después –añadió–, cuando empecé a cuidarme de nuevo los dientes y a ponerme el cinturón, me di cuenta de que en mí había algo que volvía a optar por la vida.

Entonces, movida por el deseo de vivir, se hizo operar y se sometió a quimioterapia. Cuando se le cayó el pelo, lo guardó en un cesto, le puso nombre y lo trató como a un gatito. A sus amigos les parecía repugnante, pero yo me reí y le dije que era estupendo. Ese es un comportamiento de supervivencia, y hoy ella vive y se encuentra bien.

Una cualidad que siempre tienen los supervivientes es el sentido del humor, incluso en medio de la adversidad. Una señora se ponía una nariz de goma postiza cada semana cuando iba a ver a su médico. A la tercera semana, el médico lo notó y sonrió. Otra paciente se ponía el traje con que se baila la danza del vientre; una tercera, se vestía de cirujano. Otra se presentó una vez con uniforme militar para autoafirmarse y sentirse más segura de sí misma, y hubo una que se puso una camiseta con la inscripción «Abrázame, que me hace bien» y persiguió al médico por la consulta; hoy, finalmente, él acepta que lo abracen. También los médicos pueden empezar a tener sentido del humor. Por ejemplo, un médico, mientras buscaba la vena adecuada para introducir un catéter en el brazo de una señora sometida a quimioterapia, le dijo:

–No se preocupe, que si esto la mata me daré cuenta.

Henry Youngman cuenta la siguiente anécdota: Un médico le dijo a un hombre que le quedaban seis meses de vida, y el paciente le respondió que en ese plazo no dispondría de dinero para pagarle.

–Bueno, entonces le daré seis meses más –fue la respuesta del médico.

Y la risa les ayudó a sanar a ambos.

Una mujer le llevó a su médico una postal humorística para felicitarlo en su cumpleaños. A él le hizo mucha gracia, y a la semana siguiente, cuando ella fue a verle para el tratamiento de quimioterapia, él le preguntó:

–¿Dónde está mi tarjeta?

–Aquella fue para su cumpleaños –respondió la paciente.

–Pero me divirtió durante toda la semana –le dijo él–. Quiero que me traiga una postal humorística cada vez que venga.

Más adelante, la paciente me contó:

–Tardé un tiempo en darme cuenta de lo que él había hecho por mí. Todas las semanas me pasaba media hora en la papelería escogiendo una tarjeta humorística para él y riéndome sola mientras lo hacía.

Es una señora estupenda, con un gran sentido del humor. Solía decir que su médico le había pronosticado que moriría en Navidad. Ella le contestó que no, que trabajaba en un gran centro comercial donde todo el mundo estaba demasiado ocupado durante las Navidades para morirse. Esta actitud la ayudó a sobrevivir. En una ocasión en que se quejaba mucho de que tenía que llevar a cuestas el aparato para la administración de quimioterapia, le dije:

–Es usted una fiera.

Ella sonrió y me dijo que le gustaba la imagen que la identificaba con una fiera. Más tarde supe que utilizaba esta imagen en sus prácticas de visualización para combatir la enfermedad.

Pregúntate si eres capaz de ser excepcional en todos los sentidos. ¿Qué significa eso? Significa participar y entender:

«Yo desempeño un papel aquí. No soy la víctima sumisa que da a entender la palabra "paciente", siempre dispuesta a aguantarlo todo sin levantar la voz ni armar un escándalo; hasta es posible que en mi historial clínico me definan como una persona entrometida, poco dispuesta a cooperar y difícil».

Si el personal del hospital dice refiriéndose a ti: «Vaya un personaje», seguramente has estado haciendo preguntas y comportándote como un individuo... y no importa si con eso se refieren a que no te pones los camisones o pijamas del hospital, a que haces muchísimas preguntas o a que rara vez te encuentran en tu habitación. Ellos te ven como alguien difícil, pero el tuyo es un comportamiento de supervivencia. Tu intención real no es crear conflictos ni enemistarte con nadie.

Una mujer me escribió contándome que había enseñado al médico residente que le habían asignado a llamar a la puerta antes de entrar y a no molestarla si estaba en medio de una «conversación telefónica amorosa» con su familia. También le enseñó al oncólogo a sentarse y mirarla a los ojos en vez de preguntarle si tenía alguna pregunta que hacerle cuando ya estaba marchándose de la habitación. Averiguaba por medio de las enfermeras todo lo referente a cualquier tratamiento nuevo que no entendiera. Claro que tuvo la suerte de tener buenas enfermeras, que le respondían y la respetaban; en vez de humillarla, le daban poder. Sólo autorizó a dos flebotomistas a tocar la única vena viable que tenía, y cualquiera que quisiera examinarla debía «pagarle» abrazándola, o tocándole la cabeza calva «para tener suerte».

A un amigo lo tacharon de «personaje» en su ficha médica. Se hizo llevar el ordenador y el fax a su habitación en la zona de trasplantes, y el personal empezó a referirse a él no por su nombre, sino como «el personaje». Pero se curó en la mitad del tiempo que todo el mundo esperaba.

–Un día –me dijo– oí que el médico hablaba con mi

mujer en el pasillo. «¿Sabe qué hay que trasplantarle a su marido? –le dijo–. Pues, el cerebro.»

Ahora, en ese hospital les enseñan a todos a ser «personajes». Es importante que seas *una persona*, y no simplemente «el paciente» o un diagnóstico.

En su libro *At the Will of the Body: Reflections on Illness* [A merced del cuerpo: Reflexiones sobre la enfermedad], Arthur W. Frank cuenta cómo, en un momento en que salió de su habitación en el hospital, le colgaron en la puerta un cartel que decía: «Linfoma». ¿Qué te parecería a ti encontrarte con eso? Si me pasara a mí –y me daría lo mismo que el cartel dijera «infarto de miocardio» o «melanoma» o «cáncer de colon»–, lo rompería, y en su lugar escribiría: «Aquí hay un ser humano», y debajo de eso: «Si lo que usted busca es un linfoma, vaya al departamento de patología».

Ser excepcional también significa decir: «Quiero saber lo que me pasa; quiero tomarlo como un reto; quiero cambiar».

Has de saber que eres capaz de ser genial y de lograr lo que han logrado otros y, a veces, lo que nadie ha conseguido jamás. Se necesita mucho coraje para ser el primero. Lo he visto cuando la gente pregunta si alguien se ha curado alguna vez de la enfermedad que ellos tienen. Siempre recuerdo a una señora que me lo preguntó.

–Si estuviera en un campo de concentración, ¿preguntaría usted si alguien salió alguna vez de allí? –le contesté.

–Yo sobreviví a un campo de concentración –fue su respuesta.

Creo que aquella pregunta le salvó la vida, porque entonces ella encontró dentro de sí misma las fuerzas que necesitaba.

A una mujer epiléptica que tuvo ataques durante muchos años, el médico que la atendía le daba cada vez más medicación anticonvulsiva. Ella pidió otras opiniones, y finalmente inició un curso de control de la epilepsia, al darse cuenta de que había llegado la hora de que asumiera el control de sí misma. Insistió en que los médicos la sometieran a pruebas y análisis, y efectivamente, éstos revelaron que, como la propia paciente había sospechado, tenía un tumor. Convencida de que los ataques desaparecerían una vez extirpado el tumor, se lo hizo extraer: era benigno, y después de la operación ya no tuvo más ataques. Me escribió para darme las gracias.

También recibí una carta de una señora que tenía epilepsia y estaba furiosa conmigo por hacerla sentir culpable. La misma información y la misma enfermedad. ¿Por qué las dos reacciones eran diferentes? Sospecho que porque la primera mujer se hizo cargo de su enfermedad y logró saber algo nuevo sobre ella; la segunda sentía que la participación y la responsabilidad significan culpa.

Otra mujer me contó que hacía varios años que se notaba un nodo linfático hinchado en el cuello. Visitó a cinco médicos. Los cuatro primeros le dijeron que no era nada. El quinto se lo extirpó, y era un linfoma. La mujer conservó su poder.

Conocí a una chica a quien le apareció un bulto en el pecho y le dijeron que era demasiado joven para que fuera un cáncer. Poco después de graduarse en la universidad, se sometió a una revisión médica para un trabajo. Los médicos se quedaron asombrados por el bulto que tenía en el pecho y no podían entender por qué no se había puesto en tratamiento.

–El médico me dijo que soy demasiado joven para tener cáncer –respondió ella.

Murió de cáncer de mama, furiosa con el médico y resentida consigo misma, y creo que esa rabia y ese resentimiento aceleraron su muerte. Yo intenté convencerla de que enviara una carta a aquel médico, esperando que él fuera capaz de decir: «Nunca volveré a permitir que pase otra vez», para que algo bueno pudiera resultar de su sufrimiento. Un juicio por negligencia médica no sana la rabia ni el resentimiento.

Siempre que tengas un conocimiento interior intuitivo, no aceptes la opinión de nadie más. Procede de acuerdo con lo que sientes. En mi consulta, he visto a mujeres con un bulto en el pecho que no se ha modificado en años; las mamografías son las mismas, pero un día ellas me dicen:

–Aquí hay algo diferente. Esto hay que sacarlo.

Entonces yo sé que tienen una percepción interior, y ciertamente, las escucho y pienso que lo que ellas dicen es tan válido como cualquier prueba de laboratorio.

La clave de las personas especiales es que conservan su poder.

Cuál es el tratamiento adecuado

Eres tú quien está en tratamiento, y no simplemente una enfermedad. El tratamiento adecuado es lo que sea mejor para ti en este momento. Y eso, en algunos casos, puede significar incluso interrumpir la terapia o no someterse a ningún tratamiento. Michael Lidington, un joven de quien volveré a hablar más adelante, vio cómo su cáncer reaparecía (hablaré de su poema en la página 156).

–No seguiré con la terapia –le dijo a su madre–. Me voy de campamento.

Durante dos semanas estuvo en un campamento para niños con cáncer. Esa fue su terapia, la mejor elección para él, y su familia fue capaz de aceptarla.

¿Qué es lo que quieres hacer tú? A veces, puede ser una terapia agresiva.

–Me voy a someter a esto –le oí decir a un hombre– porque quiero luchar por mi vida, pero mi hermano, que es médico, no entiende por qué lo hago.

Pues bien, era él quien tenía que elegir, no su hermano.

Lo hacía porque sentía que era lo mejor para él. Quería vivir para ver crecer a su hijo.

Tú puedes decir:

–Esta es mi vida, y no quiero someterme a esta terapia. No es la adecuada para mí. No quiero pasar por algo que tiene estos efectos secundarios y que me va a alterar la vida.

Quizá tú quieras comer sólo verduras, o rezar, o incluso decir que ya te ha llegado la hora.

Cuando a David Puskaric, un apuesto joven, le apareció el cáncer, sus amigos lo llevaron a un cementerio.

–No queremos que estés aquí –le dijeron.

Su familia le dijo que había cuatro buenas razones por las cuales no debía morirse, con lo cual se referían tanto a todos ellos como al propio David. Entonces, él escribió un poema titulado «El año de la desesperación», al cual pertenecen estos versos:

Mi familia y mis amigos me piden que luche por ellos.
No creo que tengan derecho a hacerlo.
Veo la muerte como el final de mi dolor y mi sufrimiento.
Pero, ¿por qué ellos no pueden verlo?
Los médicos y las enfermeras,
la familia y los amigos
me hablan de la quimioterapia
como si fuera algo que me abrazara.
Entonces, ¿por qué ellos no se la toman,
esa repugnante droga?

Cuando conocí a David, le aconsejé que les sugiriera a sus amigos que le donaran médula para un trasplante, y ellos empezaron a entender y a dejar de molestarlo. Le sugerí que explicara a su familia que una de las cuatro razones que le habían dado para someterse a la terapia era apropiada: para salvar su vida y así poder seguir amándolos, pero que uno no hace esas cosas por su padre, su madre y su hermana. Y entonces empezaron a cambiar y a entender, y fueron ellos quienes me enviaron su poema por correo.

Es tu vida, y tienes derecho a decir que no, y a oír la opinión de dieciséis médicos y no hacer caso de lo que te digan. Si, como a la mayoría de las personas, te gusta vivir, querrás ayudarte de todas las maneras posibles, médicas o no. Eso puede significar volverte más espiritual, o que tu familia, tu médico y tú os unáis para echar mano de todos los recursos posibles.

Un estudiante me envió una reproducción de un cuadro de Harry Anderson titulado *La consulta*, que representa a un paciente en la cama, una enfermera de pie a un lado con una medicina, un médico pensativo en el otro lado de la cama, y a la cabecera de ésta una figura espiritual que toca ligeramente al paciente. Echa mano de todos los recursos que salen en ese cuadro: tú, el médico, la enfermera, tu fe espiritual, las medicinas y todos los tratamientos disponibles.

El tratamiento adecuado no tiene que ver solamente con tu enfermedad. Tú decides. No sientas que tienes que hacer lo que te digan los demás. Por otra parte, lo que me preocupa es que sigas un determinado tratamiento y sufras tantos efectos secundarios que tu familia y el médico digan: «Oh, es demasiado para ti, mejor que no sigamos». Entonces tú puedes relajarte, sonreír y decir: «Muy bien». Si es así como te sientes, no te sometas a ese tratamiento. No estoy tratando de convencerte de que rechaces tu tratamiento, sino de hacerte ver que es algo que puedes discutir y mantener así tu poder. Si vas a pasar los dolores de un parto para obtener un resultado, que sea porque así lo has decidido.

¿Cómo puedes saber cuál es el tratamiento adecuado? Para mí, hay muchos factores, entre ellos tu intuición. Dibújate en el quirófano, o recibiendo la quimioterapia, o sometiéndote a la radiación, o comiendo ciertas cosas. A veces, un dibujo demuestra que una determinada dieta es una carga. Un hombre hizo un dibujo en el que se veía la cocina de su casa: allí, todo el mundo estaba cabeza abajo. Le pregunté por qué.

–Estoy haciendo una dieta macrobiótica para curarme el cáncer –me respondió–, pero yo odio la macrobiótica, a mi mujer no le gusta preparar esas comidas y mis hijos ni siquiera aparecen a la hora de comer.

Y concluyó:

–Prefiero la quimioterapia.

Pues, muy bien; entonces, adelante con ello.

Luego insistiré en el tema de los sueños, pero es obvio que cuando se trata de escoger entre formas de terapia, pueden ser muy útiles. ¿Cuáles son tus sueños? Anótalos. Una mujer que estaba tratando de decidir si se sometía o no a quimioterapia me escribió que había tenido un sueño en que aparecía su hijo muerto. Soñaba que estaba con su marido en un gran hotel, viejo y oscuro; entonces, de pronto, ella se encontraba en una parte más nueva del mismo edificio con su hijo, que había muerto muchos años antes de un tumor maligno y ahora estaba enseñándole el lugar, muy agradable y bien iluminado. Ambos subían por una luminosa escalera, y ella pensaba que debería estar alojándose en esa parte nueva del hotel. Después se acordaba de su marido y de alguna manera sabía que él no estaría en ese nuevo lugar con ella. El hijo desaparecía, y ella se encontraba fuera del antiguo edificio, sin saber cómo encontrar a su marido. Entonces se despertó. El mensaje era claro: escogió la quimioterapia. Optó por lo que sentía que le daría la vida.

Otra señora soñó que estaba en un edificio donde había un ascensor y una escalera, y ella se quedaba unos momentos indecisa. Después se daba cuenta de que lo mejor para ella era la escalera. Cuando hablamos del sueño, se dio cuenta de que le señalaba que debía confiar más en sí misma y en lo que ella podía lograr que en los movimientos mecánicos para ponerse bien.

Una pregunta que me hacen con mucha frecuencia es:

–¿Qué he de hacer para no dejarme vencer por el estrés y el terror de someterme a más análisis y tratamientos?

Te sugiero que, si te cuesta tomar una decisión referente a someterte o no a un tratamiento, llames a mi «menú telefónico». Oirás un mensaje que te ayudará: «Si tu problema es el matrimonio, pulsa el uno. Quimioterapia, el dos. Radiación, el tres. Cirugía, el cuatro. Relaciones, el cinco». Tú pulsas el número adecuado y dices, por ejemplo, que no sabes si te has de someter a la quimioterapia, y la máquina te dice: «No lo hagas». Entonces tú contestas: «Pero hay cosas que me dan miedo. El médico dice que podría morirme si no lo hago». «Pues hazlo», dice la máquina. «Pero es que hay muchos efectos secundarios», respondes tú. «Oh, entonces no lo hagas.» A la cuarta o quinta vez, te ríes y dices: «Creo que tendré que decidirme», y la máquina te responde: «Pues eso mismo. Tienes que decidirte».

Un análisis te proporciona información. Cuanto te hacen análisis u otros exámenes, no renuncias a tu poder, sino que amplías tus conocimientos. Si lo ves como información, no resultan tan alarmantes. Sé que a veces la información que te dan no es precisamente la que te gustaría. Un cáncer puede reaparecer, un cardiograma puede descubrir una enfermedad cardíaca, un análisis de sangre puede mostrar una cifra alta de colesterol o un problema hepático. Pero entonces, la cuestión es qué haces con eso ahora que lo sabes: «Ahora que ya puedo actuar, ¿qué opciones tengo?».

Cuando alguien me pide consejo sobre una decisión que tiene que tomar, yo pregunto cómo se sentirá si después de haber decidido tal o cual cosa el cáncer reaparece. Si me dice que se enfurecerá consigo mismo, entonces le respondo:

–Haz todo lo posible por no enfurecerte contigo mismo. Si te enfureces con otra persona no hay problema, pero recuerda que tienes que vivir contigo.

Está muy bien dejar que tus sentimientos te ayuden a elegir, pero si no puedes decidirte, acuérdate de llamar a mi «menú telefónico».

Cómo te ves durante la terapia y después de ella

Recuerdo haber oído decir a una señora que no sabía si hacerse una mastectomía. Entonces le pedí que se dibujara a sí misma antes y después de la mastectomía, y los resultados fueron muy interesantes. En el autorretrato en que se mostraba *después* de la mastectomía, estaba cuidadosamente maquillada y cubierta de joyas, como si tuviera que demostrar su sexualidad y su feminidad. En el otro dibujo no llevaba adorno alguno.

Estuvimos mirando juntos los dibujos y le dije lo que había observado. Eso la ayudó a abrirse a sus sentimientos y a tomar una decisión basada en sus propias necesidades. Cuando alguien siente que es la decisión adecuada, la cirugía no desfigura: sana. Es verdad que después tu cuerpo puede ser diferente, pero también hay maneras hermosas de mirarlo. Un hombre le dijo a su mujer, después de una mastectomía:

–Ahora puedo poner la mano más cerca de tu corazón.

Cuando una mujer se siente desfigurada por la cirugía, se pregunta cómo podrá recuperar su sexualidad y sentirse hermosa y digna de amor. Una parte del proceso es sentir autoestima, amarte a ti misma y permitirte recibir el afecto de quienes te aman. Todo eso te ayuda a darte cuenta de que aún sigues siendo capaz de despertar amor.

Cheryl Parsons Darnell (la autora del poema «Las lecciones de Tejas»), escribió un poema titulado «La geografía de mis cicatrices». En él habla del cambio en la geografía de su cuerpo, alterada por una mastectomía. El poema termina con estos versos:

> No es un paisaje perfecto.
> No sirve para postales, calendarios ni folletos.
> Pero mi marido no ve las grietas de la superficie.
> Y yo me veo con sus ojos.
> Son los ojos de un nativo
> que pasa por alto las cosas
> que sólo vería un turista.

Tienes que pensar profundamente en tu identidad. ¿Quién eres? ¿Acaso eres esa parte que te falta en el cuerpo? ¿Hasta tal punto te identificas con él? Hay quienes prefieren morirse antes que renunciar a una parte de su cuerpo. Niegan que algo los está matando porque tienen miedo de perder un órgano o un miembro. Yo no los juzgo, pero me dan pena. No me gusta ver que la gente toma decisiones movida por el miedo.

Yo creo que eres más que esa parte de tu cuerpo. Hay muchas maneras de sentirse una persona sensual, sexual y digna de amor, y todas se inician dentro de ti.

Ya he hablado de Fay, aquella mujer de Toronto tan especial, que fue siempre una luchadora y que me escribió para contarme que una vez, cuando estaba sumergida en un baño de espuma con fragancia de hierbas, mientras escuchaba una de mis cintas, sus dos hijas pequeñas

> [...] entraron silenciosamente en el cuarto de baño y, sin decir palabra, empezaron a lavarme como tantas veces había hecho yo con ellas. Pusieron un especial cuidado al frotar la cicatriz de la mastectomía, y después, mientras me lavaban el otro pecho, Leslie dijo: «Sabes, mami, si somos buenas y amamos tu pecho, tal vez éste no enfermará». Por supuesto, me eché a llorar. Las dos niñas me abrazaron y quedaron empapadas.

Luego me dijeron: «Te queremos mucho, mami, así que ponte bien en ese hospital que está tan lejos y tráenos algo cuando vuelvas». ¿Por qué han de ser siempre los niños quienes nos enseñen a los adultos lo preciosos que son la vida y el amor? Tova sigue queriendo llevar mi prótesis a la escuela para mostrarla y explicar para qué sirve.

Tras haber leído esto, creo que es difícil no ver en Fay a una mujer entera. Somos algo más que nuestro cuerpo. Puedes ser bella a los ojos de alguien, aunque te falte una parte del cuerpo.

Eso es, ciertamente, algo que he aprendido del amor. La gente a quien yo amo es hermosa. Y en realidad, eso no tiene nada que ver con su aspecto. Para mí son hermosos, y eso jamás cambiará.

Cuando los demás no te apoyan

¿Qué sucede cuando no tienes una familia afectuosa? ¿Cómo le dices a un padre o una hermana, un médico o un amante que no te ha apoyado que necesitas apoyo, que te lo brinde? No creo que puedas. Muy excepcional tendría que ser aquel que te escuchara y, simplemente, cambiara. El cambio es un proceso gradual.

Cuando pidas ayuda a los demás, usa siempre la palabra *yo*. Habla de *tus* necesidades, de cómo te sientes tú. No les digas qué han de hacer ni los critiques. Entonces podrán responderte sin sentirse incapaces ni juzgados. Si pueden, estarán atentos a tus necesidades. Este consejo también es válido para quien no tiene familia y debe confiar en otras personas.

Da a conocer tus necesidades a los demás, y cambia la forma en que respondes a su comportamiento, de modo que cuando no te brinden su apoyo reacciones de diferente manera. Puedes hacerles saber que no eres el mismo viejo felpudo siempre dispuesto a aguantar un comportamiento que no te brinda apoyo alguno. En lugar de seguir con tu vieja y malsana pauta de conducta, puedes decir que no a algo que no quieres hacer. Si tú cambias, haces que las personas que te rodean también cambien.

Puedes dejar en claro que los demás no tienen por qué sentirse impotentes. Lo que les estás pidiendo no es que curen tu problema, sino que sean capaces de ayudarte y cuidar de ti. Puedes pedirles que te escuchen, o que te den un abrazo, para que se sientan autorizados a ayudarte de estas maneras tan sencillas. La razón de que se distancien puede ser, en parte, que se sienten impotentes. Si les resulta difícil tratar contigo, hazles saber que, así como tú puedes decir que no a algo, ellos también pueden hacerlo. Infórmales de lo que te pasa y lo que necesitas, y empieza así a abrir las líneas de comunicación.

Porque el problema es, principalmente, de comunicación. ¿Dejas que la gente sepa lo que necesitas? Si no pueden satisfacer tus necesidades por su propia incapacidad, es probable que nunca cambien, y tienes que aceptarlo. Basta con que hagan lo que puedan, quizá ayudándote de alguna manera práctica: llevarte en coche, llamarte, visitarte o acompañarte a comprar. Y si te están agotando las fuerzas, exclúyelos de tu vida. Tan importante como conseguir que te ayuden, es lograr que los que te están consumiendo salgan de tu vida. No es que dejes de amarlos, pero tendrás que pedirles que se vayan.

Es triste y lamentable, pero algunas personas no son capaces de ser la clase de gente que necesitamos. Lo mejor que puedes hacer es aceptarlo y no desperdiciar energía en conflictos; más bien, busca a otras personas que te puedan apoyar.

Pero si has tomado la firme decisión de cambiar a los

demás, cambia tú primero y modifica tu comportamiento, y entonces ellos también tendrán que cambiar.

A veces, la mejor respuesta es paradójica: puedes responder al estilo de la persona que te molesta. Si alguien te dice que por tu aspecto parece que sólo te quedara un mes de vida, dile que probablemente no te queda más que una semana. Esa persona tendrá que espabilarse y alcanzar un equilibrio adecuado entre la esperanza y la realidad.

¿Qué haces con los que te dicen que están seguros de que te sentirás perfectamente durante los tratamientos? ¿Cómo les respondes? Cuando alguien te dice esto, lo que en realidad está diciendo es que no podría soportar oírte decir otra cosa. Como esa persona necesita negar la situación, te silencia. No sabe qué hacer con tus dificultades. Pero es probable que si sigues tranquilizándola, eso te fatigue y sólo sirva para deprimirte más. Si a mí alguien me dijera que tengo un aspecto estupendo, sin preguntarme cómo me siento en realidad, le contestaría: «Pues mira, me siento como si estuviera a punto de morirme». Puede ser que entonces la persona me escuche de verdad y me deje hablar de mis miedos y de mis problemas. Lo cierto es que cuando compartes tus sentimientos, es menos probable que tengas problemas con el tratamiento.

He recibido una carta de una mujer que hace muchos años que se enfrenta a una enfermedad crónica. Al principio, su marido la apoyaba, pero hace poco le ha pedido el divorcio, porque ha encontrado a una mujer más joven y quiere estar con ella. En la carta, esta mujer me pregunta cómo puede redescubrir la esperanza y la energía necesarias para sanar. Mi respuesta es esta:

Pues yo diría que si en el pasado tuviste el coraje y la energía necesarios para hacer lo que hiciste, serás capaz de redescubrirlos. Pero ahora pon la energía en ti misma, esa energía que solías poner en la relación con tu marido y en el intento de apoyarte en él. Eso significará enfrentarte con tus emociones y con los dolores de parto que darán nacimiento a una manera nueva de ser tú. No te aferres al dolor, ni siquiera a la otra persona que te está vaciando. Veo en muchas mujeres un miedo a ser independientes que es incluso mayor que el miedo a su enfermedad. Hay personas que se han negado a participar en nuestros grupos porque tenían miedo de hacer un dibujo. Una mujer hizo que su hijo de diez años se lo hiciera. Conozco a mujeres que han dicho:

–Volví a casa y cambié, pero mi marido empezó a sentir dolores en el pecho y tuvo que ser ingresado en el hospital, así que volveré a mi antigua manera de ser, que es más fácil. Me quedaré con el cáncer.

Es triste oír decir cosas así a la gente. ¿Por qué no habrías tú de tener la oportunidad de vivir una vida plena?

No tengas miedo de estar sola. Si puedes aceptar la enfermedad, puedes aceptar la pérdida de tu marido. Es probable que estés mejor sin ese hombre, incapaz de comprometerse con un crecimiento sano y con tu vida. También puede ser que no quiera enfrentarse con la idea de perder a un ser querido. Otra mujer no es una amenaza para él porque no le interesa tan profundamente.

Sí, el cambio asusta. Quizá no tengas la antigua «seguridad», pero no puedo dejar de insistir en que eres capaz. Todos somos capaces. Una y otra vez me quedo impresionado por mujeres a quienes veo abrumadas por un miedo enorme, y sin embargo cuando las vuelvo a encontrar unos años después de un acontecimiento traumático, se han encontrado a ellas mismas y son felices. Se han enfrentado con sus miedos; la vida se ha convertido en un desafío para ellas. En algunos casos, sus propios hijos me han comentado:

–Nuestra madre nos preocupa, con todas las cosas que está haciendo, como practicar deportes acuáticos y meterse activamente en política, cuando antes tenía miedo de salir cuando llovía y era incapaz de hacer un cheque.

Descúbrete; ayúdate a nacer. Deja que tu vieja personalidad se vaya, y date permiso para vivir. Porque si vives aferrándote a alguien, no estás viviendo. Lo que mantiene esa relación no es un compromiso sano, sino el miedo. Conságrate tu vida a ti, no de manera egoísta, sino amándote y amando a los demás. Entrégate al amor.

El trato con el dolor

A veces la gente habla de su intento de «vencer» el dolor, y de la energía que le exige. Pero lo que importa es sanar tu vida y no intentar vencer algo, con lo cual lo único que conseguirás será agotarte. Cuando una vida ha sanado y está libre de conflicto, el dolor es manejable. Haz que sea tu maestro. Aprende de él, escúchalo.

¿Qué es el dolor? ¿Cómo lo experimentas? Anota las palabras que describen bien tu dolor: te estruja, te oprime, te acuchilla, te quema. Haz una lista de todas las cosas de tu vida que te están estrujando, oprimiendo, apuñalando, quemando. Afronta esos problemas. Esto te ayudará a sanar tu vida, y el dolor disminuirá; lo podrás controlar. Deja que el amor penetre en la zona dolorosa.

A veces, es útil ver si en el dolor hay una pauta. Puede haber momentos en que te diga que dejes lo que estás haciendo: no esperes a que el dolor te dé permiso para descansar. Si hay cosas que no quieres hacer, entonces di que no. No es necesario que te duela algo para ser libre. A veces, pregunto a la gente qué es lo que el cáncer les da permiso para hacer. Lo hago porque una vez una mujer me dijo:

–Yo estaba enfadada con usted por sugerir que tal vez obtenía algún beneficio de mi enfermedad. ¿Qué necesidad tenía yo de una enfermedad? Y después se me ocurrió cambiar la pregunta por otra: «¿Qué es lo que el cáncer me ha dado permiso para hacer?».

Empieza a darte cuenta de que no necesitas enfermar o sufrir dolor para satisfacer tus necesidades. Sustituye la palabra *cáncer* por *dolor* y pregúntate: «¿Qué es lo que el dolor me da permiso para hacer?». ¿No ir al trabajo? Veo a personas que sienten dolor después de una operación, y cuando las declaran incapacitadas, se les pasa. Lo que realmente querían era dejar de hacer tal o cual trabajo.

Considera todas las cosas que pueden ayudarte. Procura alcanzar la paz mental. Entonces, «vencerás» tu dolor y tus miedos: no con un trabajo que quema tus energías, sino con una paz interior que las sana y las restablece.

No estamos incapacitados, somos capaces

En uno de mis talleres, participó un hombre que había salido gravemente herido de un accidente de automóvil, y dijo:

–A menudo, mi experiencia como persona discapacitada es que la gente me mira con la boca abierta, o bien aparta la mirada. ¿Cómo puedo convivir con esto, o modificarlo?

Mi respuesta es que no se puede cambiar a los demás. Sólo puedes cambiarte a ti. Puedes empezar a verte no como alguien discapacitado, sino como una persona, como alguien que está entero a pesar de que alguna o algunas partes de su cuerpo estén alteradas, o falten, o no funcionen. Si cambias la imagen que tienes de ti, eso afectará también a la forma en que te traten los demás, y serás una persona completa.

Has de saber, sin embargo, que habrá quienes siempre te tendrán miedo, porque tú representas lo que podría sucederles, y tienen miedo de no ser capaces de afrontarlo. Tal vez te rehúyan y nunca lleguen a conocerte como persona. Eso es algo que simplemente tienes que aceptar. El problema no está en ti, sino en ellos.

Pero también están los que, aunque puedan asustarse, te observarán. Cuando eres capaz de arreglártelas con tu discapacidad, te conviertes en un sanador y un maestro. Hay personas que han hecho que mi miedo desapareciera porque me doy cuenta de que yo sería capaz de hacer lo que ellas están haciendo pese a su desgracia. Me pasa con el tetrapléjico que sostiene un pincel en la boca y pinta, y con el ciego que no tiene miedo de ir al aeropuerto y subir a un avión, o de esquiar en los Juegos Paralímpicos; en la medida en que estas personas encuentran y siguen su camino y no temen al mundo, me liberan del miedo. Están, simplemente, mostrándonos que no hay desgracia que los seres humanos no seamos capaces de afrontar. Un ciego puede ser más desenvuelto y saber hacerse valer mejor con su perro guía que yo con mi visión normal.

Es mucho lo que pueden enseñarnos los animales. La doctora Donna Lindner, cirujana veterinaria, antes de ingresar en el hospital para una mastectomía, me escribió lo siguiente:

> Es mucho lo que los pacientes humanos podríamos aprender de los pacientes animales. ¡Tienen tanta resistencia que constantemente me siento humillada por su coraje! A un perro se le puede amputar una pata o la mitad de la mandíbula, y en uno o dos días ya está tratando de caminar y de comer y de lamerle la cara a su dueño. Es como si los animales lo vieran todo mucho más claro que nosotros, que intuitivamente entendieran que la pérdida de una parte del cuerpo no hace que uno deje de ser especial para sus amigos y su familia, y que las cosas simples son las que más importan. Lo único que quieren es

estar abrigados y alimentados, dormir al sol y amar y ser amados. Quizás yo no añadiría otra necesidad que la de realizar aquello que uno vino a hacer a este mundo, y en realidad es probable que ellos también lo hagan, que hayan sido enviados aquí para amar y ser amados, y quizás incluso para enseñarnos unas cuantas cosas.

Yo simplemente pregunto a la gente:

–¿Por qué quieres vivir? ¿Cómo te las arreglas para seguir amando en estas condiciones?

Un hombre me ayudó a entenderlo cuando me dijo:

–No estamos incapacitados, somos capaces.

Carol Guion escribió un artículo sobre un joven, llamado John McGough, en el número de otoño de 1992 de *Noetic Sciences Review*. John nació en 1957 con el síndrome de Down. Todo el mundo trató de convencer a su madre de que lo dejara en el hospital, pero ella sentía que «lo que tenía que hacer» era cuidar de él. John es un joven notable, lleno de amor por su familia (es el segundo de siete hijos) y que con frecuencia sorprende a sus vecinos con la simpatía que les muestra en los momentos difíciles.

> Durante una discusión que se produjo en la familia sobre el significado de la palabra «retardado», John dio su definición: «Si no puedes dejar que tu amor fluya, no puedes comunicarte y no te das cuenta de quién eres, eso es lo que yo llamo ser retardado. Algunas personas son sólo un poquito retardadas. Entonces yo puedo ayudarlas, porque sienten curiosidad por mí. Se comunican conmigo y su amor fluye. Entonces eso les funciona, si quieren. Se dan más cuenta».

¿Cómo vives si tienes una discapacidad? ¿Cómo la cambias? Te cambias a ti y cambias tu actitud ante la vida. A medida que la imagen que tienes de ti cambia, también cambiará la imagen que los demás tienen de ti, y las relaciones que tienes con ellos. Tú no intentas cambiar a los demás. Sólo sus dificultades y su dolor los transformarán. Nada que tú digas ni hagas específicamente los cambiará, excepto quizás el hecho de que al vivir tu vida y ser un ejemplo, un faro o una antorcha, puedes ayudarles a iluminar su camino.

4
La exploración del espacio interior: Cuerpo, mente y espíritu

Las imágenes son [...] puentes tendidos hacia una orilla invisible.

CARL JUNG
«Acerca de la relación de la psicología analítica con la poesía»

Los símbolos no fluyen del inconsciente para decirnos lo que ya sabemos, sino para mostrarnos lo que todavía tenemos que aprender.

ROBERT JOHNSON
«We» [Nosotros]

Cuando la mente está perturbada, el cuerpo se queja.

El padrino III

La quinta dirección: Adentrarse en la oscuridad

No puedo dejar de pensar que si todo el dinero que nos hemos gastado en la exploración del espacio exterior lo hubiéramos dedicado a una exploración del espacio interior, para así conocernos más a nosotros mismos, el mundo sería mucho mejor y nosotros más felices. Admiro nuestra curiosidad por el sistema solar y todo lo que nos rodea, pero también me gustaría saber algo sobre nuestros sistemas interiores y lo que hay dentro de nosotros.

A mucha gente le asusta penetrar en su espacio interior. Hacerlo puede parecer amenazante, pero creo que lo que hemos de hacer en la vida es precisamente adentrarnos en esa amenaza, en ese miedo. Me gusta pensar que podemos ir en cinco direcciones: norte, sur, este, oeste y nuestra propia oscuridad. Esa quinta dirección puede ser para nosotros una fuente de grandes conocimientos. Sanar es una obra de la oscuridad. Piensa en cómo se representa el cinco en un dado. El quinto punto, el que está en el centro, es la clave.

Todavía me parece asombroso que cuando recorro facultades de Medicina y hospitales, casi todos los médicos me digan que no sabían que en 1933 Carl Jung, al escuchar la narración de un sueño de un paciente, le diagnosticó correctamente un tumor cerebral sin más datos que ese sueño. No tengo idea de por qué no se sabe ni se enseña que los sueños son increíblemente poderosos y constituyen una valiosa fuente de información. Al igual que los dibujos, pueden ayudar a hacer un diagnóstico físico, y pueden cambiar la vida de las personas. Para mí, como médico, es cuestión de rutina preguntar a la gente por sus sueños y sus imágenes, y hacerles dibujar símbolos que puedan servirles de guía.

Si tanto los médicos como los pacientes estuvieran abiertos a esta fuente de información, veríamos más diagnósticos de esta clase. Como médico, yo no vacilo en usar los sueños y los dibujos en mi trabajo, para hacer diagnósticos físicos y para ayudarme a decidir el tipo más adecuado de terapia. Eso no significa que no haga todo lo que me enseñaron a hacer como médico, pero para mí, tanto lo uno como lo otro son una parte importante del proceso.

¿Por qué es tan difícil para la profesión médica aceptar la idea de que la mente influye en el cuerpo, o de que los dos constituyen una unidad? Quizá porque simplemente en la Facultad de Medicina no nos enseñaron que no es posible separar los pensamientos y la mente del cuerpo. Sin embargo, el hecho es que nuestros pensamientos y nuestras creencias nos afectan tanto física como psicológicamente, y que la gente puede cambiar. Estudios recientes han demostrado que incluso los genes son capaces de cambiar.

A veces hay terapeutas que me escriben para hablarme de las investigaciones que han llevado a cabo para su tesis doctoral, que demuestran los efectos beneficiosos de la visualización y las técnicas de relajación tanto sobre los aspectos físicos de una enfermedad como sobre los psicológicos y mentales. Y esto incluye a los niños y a las familias. En la actualidad vemos estos efectos beneficiosos en casos de cáncer, sida, esterilidad, abortos espontáneos y muchas otras enfermedades. La American Cancer Society está ofreciendo cursos de formación en técnicas de atención psicosocial para médicos y enfermeras.

Recientemente tuve un sueño en el cual yo entraba en mi antiguo quirófano. Iba desnudo, y todo el mundo me miraba. Yo les preguntaba: «¿Qué os pasa? ¿Es la primera vez que veis a un médico desnudo?». Me sentía totalmente cómodo y en paz. El personal del quirófano salía corriendo a buscarme una bata para que me la pusiera, pero no encontraban ninguna. Me desperté pensando en el sueño. Para mí, significaba que estaba dejándome ver, permitiendo que la gente me conociera tal como soy en realidad. No tenía miedo de presentarme desnudo, y me sentía totalmente cómodo; eran los demás quienes se sentían incómodos. No podían encontrar nada que me fuera bien, quizá porque en cierto sentido yo no iba bien con ellos. Me gusta pensar que soy diferente y único. Las iniciales de «Creativo, Único, Resuelto y Armonioso» forman la palabra «cura».

La Biblia dice que Dios nos habla en sueños y visiones. Creo que deberíamos prestar atención a nuestros sueños y símbolos para ver qué nos dicen sobre nuestros conocimientos más profundos, tanto en el nivel psicológico como en el físico, para que podamos ponernos en contacto con esta importante, creativa e inteligente energía.

Algunas religiones nos advierten que si cerramos los ojos y creamos imágenes, se nos puede aparecer el Diablo. A mí me preocupa más la probabilidad de que algunos no se encuentren nunca con Dios. Pienso que si se nos aparece el Diablo, podemos reconocerlo.

Las imágenes y los sueños pueden ayudar a sanar el cuerpo

No importa que nos estemos preguntando con quién casarnos, qué carrera seguir o qué está sucediendo en nuestro cuerpo: la respuesta nos la dará el inconsciente, si sabemos interpretar sus imágenes.

Algunos símbolos son colectivos o universales: todos los compartimos, y tomamos conciencia de ellos gracias a los temas comunes que aparecen en los mitos. Otros símbolos son individuales, y cada cual debe determinar su significado por la forma en que se relacionan con su vida.

Puede ser difícil para uno interpretar por sí solo sus propios símbolos. Es más fácil trabajar con alguien bien preparado, de manera que esa persona pueda actuar como guía: preferentemente un terapeuta junguiano o alguien experto en la técnica de la visualización. Lee sobre el trabajo con los sueños, los mitos y los cuentos de hadas, lleva un registro de tus sueños y símbolos, y observa la frecuencia con que se repiten imágenes y pautas. Cuando se trata de tus propios símbolos, el experto eres tú. Déjate guiar por ellos.

Las imágenes pueden ayudarnos a elegir una terapia. A una mujer a quien le habían practicado una mastectomía radical por un cáncer de mama, le hicieron una biopsia y se enteró de que tenía metástasis en muchos puntos del hígado. Una de las enfermeras le dio mis libros y mis cintas. Ella me escribió para decirme que un día estaba descansando en el sofá, sin pensar en nada conscientemente, cuando vio:

> [...] a un grupo de cruzados con armadura, montados en caballos blancos, que bajaban como un torrente por una colina, luchando con unos seres sucios e inmundos, y venciéndolos [...]. Me di cuenta de que mi cuerpo estaba tratando de decirme que necesitaba trabajar con imágenes. Recordé que

usted decía que uno de sus pacientes había usado burbujas [...]. Entonces empecé a visualizarlas, pero las armé con fregonas, cubos y escobas. Añadí algunos martillos y escoplos para las células cancerosas más cabezonas, para que inmediatamente pudieran venir las aspiradoras.

Algún tiempo después, cuando la ingresaron en el hospital con fiebre alta y un recuento de leucocitos muy bajo, sus imágenes cambiaron espontáneamente. No podía ver otra cosa sino un largo tubo del que salían burbujas. El cirujano le dijo que su recuento había subido a 5.000.

Me dijo que los glóbulos blancos se fabricaban en el hueso. Yo dejé de escucharle y exclamé: «¡En el hueso, que es como un tubo!». De pronto lo vi muy claro. Mi cuerpo me decía que se estaban produciendo un montón de glóbulos blancos, y por eso las burbujas salían en avalancha del tubo.

Se fue a casa, siguió trabajando con las imágenes, y varias semanas después fue a ver a su oncólogo:

Mientras él estaba leyendo mi último escáner, le vi mover involuntariamente la cabeza hacia mi gráfica, como si le sorprendiera lo que estaba leyendo, y me puse a rezar en silencio. Después se volvió hacia mí y me dijo: «El hígado está limpio». Di las gracias a Dios, me levanté de un salto y a punto estuve de tirar a ese encanto de hombre al suelo en mi empeño de abrazarlo. Y le dije que yo pensaba que era un milagro, debido a dos cosas: la oración, y tal vez la quimioterapia.

Una mujer llamada Ruth Richman me escribió por un dolor intenso que tenía en el bajo vientre. Los médicos la trataban con analgésicos y hormonas. En su carta me decía:

Me di cuenta de que mi cuerpo sabía lo que estaba pasando, y de que lo mejor para mí era escucharlo. Después de dos o tres meses de hablar conmigo misma y de cultivar mi receptividad mental para sus mensajes, tuve un sueño. Me desperté cuatro veces durante la noche, pero cada vez que me dormía volvía al mismo sueño. Había un hombre muy agradable y nada amenazador que llevaba un cuchillo. El cuchillo me asustaba, pero el hombre no. En el cuchillo no había sangre, y el sueño no era sangriento. El hombre no me atacaba. No hacía más que estar ahí. Fuera a donde fuese, se me aparecía él con el cuchillo. Cuando me desperté por última vez, me senté en la cama y me puse a pensar en ese sueño tan raro, hasta que súbitamente lo entendí. Supe con certeza que iba a necesitar cirugía, que era lo que debía hacer y que todo iría bien.

Además, durante toda esa época, estuve rogándole a Dios que me orientara. Pedí hora a mi ginecólogo. De un modo racional y con franqueza, le dije que quería que me extirpara el ovario izquierdo. Analizamos todas mis opciones y nos pusimos de acuerdo en la cirugía. Yo entré en la sala con la seguridad de que estaba haciendo lo que debía. Me sacaron la trompa y el ovario izquierdos, y el útero. Cuando llegó el informe del patólogo, comprobamos que en el lado izquierdo del útero tenía un tumor benigno que crecía rápidamente.

Ruth recordaba que antes de operarse le había contado su sueño a una amiga, y le había dicho que el hombre «no era amenazador, sino una persona benigna», y añadió:

No me di cuenta de la importancia de esto hasta que llegó el informe del patólogo. Mi cuerpo lo había sabido todo el tiempo, y lo único que yo tuve que hacer fue escucharlo.

Mary Deane-Scalora me contó que, cuando contrajo una miastenia grave, el médico le dijo que habría que extirparle el timo. Pero ella le respondió que el timo era el jardín de infancia del sistema inmunitario y que no quería que se lo extirparan en ese momento. A medida que la enfermedad avanzaba, se fue sintiendo cada vez más débil. Finalmente, ella y su marido hablaron de los posibles tratamientos, esperando que el inconsciente de Mary le diera alguna orientación mediante un sueño. He aquí lo que ella me contó:

–Aquella noche tuve un sueño. Veía que tenía el timo gris, con unas extensiones que parecían dedos y se curvaban hacia dentro. Al día siguiente, sin decirle lo que había soñado, le pregunté a mi médico qué aspecto tiene un timo normal. Él me lo describió, y entonces vi que el mío no era normal, y le pedí que me lo extirpara.

Después de la timectomía, cuando le retiraron los tubos y pudo volver a hablar, Mary le preguntó al cirujano qué aspecto tenía su timo. Él levantó la mano, curvó los dedos y dijo:

–Pues, era gris y tenía extensiones que parecían dedos.

Evidentemente, lo que hizo el sueño fue ayudarla a optar por la cirugía, haciéndole saber que era la terapia adecuada para ella, no una agresión ni una mutilación. El timo contenía un timoma maligno.

Los dibujos también son mensajes

Los dibujos son, como los sueños, mensajes de nuestro interior, y también se los puede usar para sanar. Yo sé que con una caja de lápices de colores puedo ir a cualquier parte del mundo y comunicarme con la gente, porque compartimos un mismo origen. Pero es importante que te des cuenta de que las imágenes deben ser las tuyas propias. Por ejemplo, antes he mencionado a una mujer que soñó con caballeros que iban con armadura, pero para otra persona esa imagen podría representar un conflicto.

A un cuáquero le resultaría difícil matar un cáncer, y necesitaría sanar mediante la no violencia y el amor.

Un amigo le había sugerido a una mujer que tenía un

gran tumor en el pecho que usara perros como símbolo de sus glóbulos blancos, pero ella se sentía incómoda con esa imagen. En cambio, se imaginó que el tumor era un bloque de hielo, y visualizó su terapia y su espiritualidad como el calor del sol que penetraba en su cuerpo. El tumor se derritió totalmente.

También los niños poseen sus propias imágenes. Algunos no tienen inconveniente en librar guerras contra su enfermedad: dibujan dragones que devoran las células cancerosas, o ejércitos que las atacan y destruyen. O ponen su enfermedad en una sartén y la fríen. Tenemos que dejar que cada persona se exprese de la manera que le es peculiar y propia.

En mi condición de guía, puedo hacer críticas constructivas. Un problema con que me he encontrado es que a veces la gente describe de cierta manera el dibujo que quiere hacer, pero lo hace de otra. Recuerdo a un hombre que hablaba de centenares de miles de glóbulos blancos que atacaban a un centenar de células cancerosas, pero cuando hizo el dibujo, había muchas células cancerosas y un solo glóbulo blanco. O sea que es importante mirar lo que realmente se dibuja.

A veces me valgo de dibujos para ayudar a que la familia entienda ciertos conceptos. Cuando alguien siente que no tiene el suficiente apoyo de su familia, o que el tratamiento que sigue es tóxico o destructivo, puede enzarzarse en discusiones intelectuales. Pero cuando la familia ve los símbolos que dibuja la persona –que está sola o aislada, o que es un esqueleto en un ataúd–, entonces podemos realmente comunicarnos y afrontar la situación.

Hay dos libros que pueden ayudar al lector a interpretar dibujos: *Life Paints Its Own Span* [La vida pinta su propia gama], de Susan Bach, y *The Secret World of Drawings*,* de Gregg Furth.

* Hay traducción al castellano: *El secreto mundo de los dibujos*, Luciérnaga, Barcelona, 1992. *(N. del E.)*

Susan Bach, una terapeuta junguiana residente en Londres, trabaja con niños que se enfrentan a enfermedades graves y les hace hacer dibujos espontáneos. Después mira los dibujos con los niños y les pide que hablen de lo que han dibujado. Al igual que yo, Susan ha visto en los dibujos que los niños a menudo saben cuándo están enfermos, si el tratamiento funcionará, si van a sobrevivir... Todo esto está ahí, en el papel. A veces podemos ver estas cosas a partir de los símbolos de los niños, incluso sin que ellos ni sus familiares estén allí para interpretarlos.

El trabajo realizado por Bach y Furth ayudará al lector a entender la importancia de usar ciertos colores en los dibujos, y del emplazamiento de los objetos en la página. También se puede alcanzar una comprensión intuitiva de los dibujos simplemente poniéndoles la fecha, guardándolos y volviendo a mirarlos algunas semanas o meses después. A veces hay una configuración, un color, un símbolo o una evolución de los objetos que le saltará a uno a la vista más adelante, aunque al principio tal vez no lo haya advertido. Aunque ya tengo mucha experiencia en este campo, sigo aprendiendo de mis dibujos: el inconsciente asume el control, y tú no comprendes lo que has vertido sobre el papel hasta que vuelves a ello más tarde y lo consideras intelectualmente. Lo mismo vale para lo que ves (o lo que no ves) en una página impresa.

A medida que cambiamos interiormente, también cambian nuestros dibujos. La doctora Rachel Naomi Remen, una médica maravillosa, publicó un artículo titulado «El espíritu, recurso para sanar» en el número de otoño de 1988 de *Noetic Sciences Review*. Allí describe a un paciente que tenía cáncer en una pierna, y se la amputaron para salvarle la vida. Este hombre, de veinticuatro años, estaba muy amargado y furioso. Tenía una profunda sensación de injusticia y aborrecía a las personas sanas. Dice la doctora Remen:

Después de trabajar durante un par de años con este hombre, vi en él un cambio profundo. Empezó a «salir de sí mismo», a visitar a otros pacientes del hospital que habían sufrido graves pérdidas físicas, y a contarme cosas maravillosas de esas visitas. Una vez visitó a una joven casi de su misma edad. Era un día caluroso, él había estado corriendo y, como llevaba pantalones cortos, cuando entró en la habitación de la muchacha se le veía la pierna artificial. Ella estaba tan deprimida por la pérdida de ambos pechos que ni siquiera lo miró ni le prestó atención. Las enfermeras le habían dejado la radio encendida, probablemente para levantarle el ánimo. Entonces, con el fin de que la chica le prestara atención, él se desató la pierna, la dejó caer al suelo con gran estrépito y empezó a bailar por la habitación con la otra, chasqueando los dedos al compás de la música. Ella lo miró con asombro y después estalló en una carcajada y le dijo:

–Hombre, si tú puedes bailar, yo puedo cantar.

Al finalizar una terapia, tú y el paciente hacéis una revisión, y el paciente habla de lo que fue importante para él y tú le dices lo que fue importante para ti como terapeuta al trabajar con él. Un paciente y yo estábamos haciendo la revisión de nuestros dos años de trabajo cuando abrí su fichero y, al encontrar varios dibujos que él había hecho, se los devolví. «Mira esto», le dije. Al comienzo de nuestro trabajo, le había sugerido que hiciera un dibujo de su cuerpo, y él había cogido un lápiz negro y había dibujado un florero, atravesado de arriba abajo por una profunda rajadura. Con su lápiz negro había insistido repetidas veces sobre la rajadura, mientras apretaba furiosamente los dientes. Fue algo muy doloroso, porque me parecía que ese florero nunca podría volver a estar entero. Jamás podría retener el agua. Esa era la imagen que él tenía de su cuerpo.

Ahora, dos años después, le devolví el dibujo. Lo miró y dijo: «Éste no está acabado». «¿Por qué no lo terminas?», le sugerí, ofreciéndole la caja de lápices de colores. Entonces, sonriendo, tomó un lápiz amarillo y, poniendo el dedo sobre la rajadura, comentó: «Mira, por aquí es por donde entra la luz». Y con el lápiz amarillo dibujó el rayo de luz que se abría paso en su cuerpo a través de la rajadura.

Todos podemos beneficiarnos de estas técnicas. Son una fuente de poder, y conducen a la transformación porque provienen de nuestro interior. Siempre tengo la sensación de que cuando miras tu propio dibujo y descubres algo, es como si se encendiera una bombilla.

–Vaya –dice la gente–, esta es mi verdad, mi mensaje.

Y es mucho más fácil de aceptar que las palabras de una autoridad externa.

Tus emociones son químicas

La risa y la dicha pueden significar, para todas las células del cuerpo, un mensaje sanador que refuerza la vida, mientras que la vergüenza, la culpa y la desesperación pueden generar mensajes destructivos. Tus emociones son químicas. Es fascinante la forma en que determinados pensamientos provocan cambios en el cuerpo. Si eres feliz, tu cuerpo lo sabe, y si te deprimes y pierdes la esperanza, también. Y cuando me refiero al cuerpo estoy hablando de la médula espinal, del revestimiento de los vasos sanguíneos, del hígado... Cada órgano participa en la felicidad o en la tristeza. La conciencia y el conocimiento se dan a nivel de la membrana celular. (La neurofisióloga Candace Pert ha trabajado con los neuropéptidos, y esencialmente cree que el conocimiento y la conciencia terminarán por ser localizados en la membrana celular.)

Sabemos que las personas felices tienen un conjunto de neuropéptidos (hormonas) en la sangre diferente del que presentan las personas deprimidas, coléricas o ansiosas. Nuestro sistema nervioso y otros sistemas orgánicos se comunican, por mediación de los neuropéptidos, con todas las células del cuerpo. Nuestros sentimientos viscerales, la forma en que encaramos la vida, el número de glóbulos blancos que producimos, la rapidez con que cicatriza una herida, son todas cosas que están vinculadas entre sí.

Frances Hodgson Burnett lo describe muy bien en *The Secret Garden,** el libro favorito de mi mujer desde que estaba en la escuela primaria, y que yo también he leído hace poco:

> Una de las cosas nuevas que la gente empezó a descubrir en este último siglo es que los pensamientos –los meros pensamientos– son tan poderosos como baterías eléctricas: tan buenos para ti como puede ser el sol, o tan malos como el veneno. Dejar que un mal pensamiento o uno triste se te meta en la cabeza es tan peligroso como que penetre en tu cuerpo el estreptococo productor de la escarlatina. Si dejas que se quede en tu interior, es probable que ya no te liberes de él en toda tu vida.

Si visualizas un cambio corporal (no es necesario que sepas anatomía para que la imagen sea satisfactoria), tu cuerpo responderá. Si te imaginas que afluye más sangre a tu pierna herida, así será efectivamente. La mente y el cuerpo no son dos entidades separadas, sino una: somos una unidad.

La mente y el cuerpo se comunican no sólo mediante las emociones, sino también por medio de la visualización y la meditación, que pueden proporcionarnos otra vía de acceso al inconsciente, a nuestro verdadero camino y a la sanación.

Lo que sucede durante la meditación

Creo que es importante interrumpir nuestra actividad de cuando en cuando para meditar, rezar o visualizar, lo cual constituirá un intervalo de sanación. No me importa cómo lo llames. No te estoy pidiendo que hagas algo en lo que puedes

* Hay traducción al castellano: *El jardín secreto*, Siruela, Madrid, 1991. (*N. del E.*)

fracasar o que no quieras hacer. Déjate guiar por una cinta grabada o simplemente escucha música, mira unas flores o di una plegaria. Pero te ruego que cada pocas horas te concedas un rato para abrirte al conocimiento y la sanación que hay en tu interior.

Un día, durante un taller, estábamos haciendo un ejercicio de meditación; después, una mujer dijo que había tenido miedo.

–Mientras estaba meditando y haciendo «un viaje por dentro de mí misma», como usted sugirió, me sentí amenazada y con ganas de llorar. ¿Por qué?

Creo que somos muchos los que hemos llegado a ser excelentes en esa habilidad de mantener tapados nuestros sentimientos, para no enfrentarnos a ellos. Cuando empezamos a meditar y a relajar el control consciente, es como si los fuéramos «destapando». Las cosas que llevamos acumuladas dentro empiezan a salir.

Cuando sucede eso, las personas se descontrolan al aflorar sus emociones, y puede ser que lloren. No se trata necesariamente de que salgan a la superficie episodios trágicos o sobrecogedores, sino de que la meditación es una liberación, y lo que queremos es «mantener el control».

Sin embargo, la idea de que mantenemos el control es errónea, porque en un nivel profundo, en nuestro inconsciente, todavía seguimos sufriendo por todo lo que hemos reprimido. A pesar de que está ahí para ayudarnos y guiarnos, casi todos tenemos miedo de prestar atención a este maravilloso instrumento que es el inconsciente, y de utilizarlo.

Bobbie empezó a observar que los números tenían un papel clave en muchos de los dibujos que hacía la gente en nuestros talleres. El número de árboles que hay en un cuadro, la hora y los minutos en que alguien dibujó las manecillas de un reloj, la cantidad de rayos del sol... pueden ayudar a las personas a descubrir cosas que han estado encerradas dentro de ellas. «Con respecto a ello –dijo Carl Jung–, siempre me he encontrado frente al enigma del número natural. Tengo la nítida sensación de que el número es una clave del misterio, algo que se descubre en no menor medida que se lo inventa. Es tanto cantidad como significado.» Un libro excelente sobre este tema es *Number and Time* [Número y tiempo], de Marie-Louise von Franz (Northwestern Press, 1974).

Si estás con un grupo de personas en una sesión de fantasía guiada, recuerda que eres libre de *no* seguir las sugerencias de quien la dirige si algo es difícil o traumático para ti y no estás en condiciones de afrontarlo.

Si una meditación te sugiere que estás en la playa, disfrutando del rumor de las olas y del sol, pero un miembro de tu familia se ahogó en el océano, esa meditación no va a ser muy agradable para ti. Una meditación debe ser adecuada para quien la hace.

Puedes interrumpirla. No es obligatorio que sigas a quien la dirige. Puedes abrir los ojos, o visualizar alguna otra cosa. Quien manda en las imágenes eres tú.

¿Y si no eres una persona visual?

–¿Qué hace usted con la gente a quien le cuesta visualizar? –me preguntó una mujer–. Yo pienso en conversaciones, estudio lenguas, lo proceso todo verbalmente. La música me gusta, pero no la encuentro terapéutica. ¿Hay alguna manera de usar el lenguaje para visualizar?

Es lo que hacen los dramaturgos. Arthur Miller dijo en una entrevista que mientras trabaja en una obra oye hablar a los personajes dentro de su cabeza, y va escribiendo lo que dicen. Una persona verbal puede escoger una oración breve o un mantra, y repetirlo. Eso le ayudará a relajarse.

También puedes hablar contigo, con tu cuerpo. Se le puede pedir al corazón que no lata tan rápido. Imagínate que te estás columpiando, lo que sugiere un ritmo constante, y tal vez así el corazón vuelva a ese ritmo. Esto no implica necesariamente crear una imagen; se trata de describir un proceso, y para las personas verbales puede ser un recurso eficaz.

Hay quienes tienen un gran sentido visual, otros son principalmente auditivos, otros olfativos o táctiles. No te condenes al fracaso procurando usar sentidos o técnicas que no son los adecuados para ti. Escucha tus palabras. ¿Sueles hablar de «ver», de «ponerte en contacto con», o de «escuchar»? Entender tu propio lenguaje te ayudará a descubrir cuál es tu tipo sensorial.

Si te interesa visualizar y tienes dificultades para hacerlo, un terapeuta que trabaje con el arte o con la hipnosis puede ayudarte a abrir esas áreas. Todos somos capaces de utilizar estas técnicas, que pueden ser adaptadas a nuestras necesidades.

Conozco a personas que han usado el piano como parte de su visualización; al igual que Fay, literalmente han hecho que la actividad de tocar el piano se convierta en su visualización. En este caso, la sanación proviene de la paz y la belleza que proporciona tocar. A un batería puede sanarlo la música, a un artista lo que ve, a otra persona un cambio de sentimientos.

El solo hecho de estar inmóvil y en silencio puede ser también una meditación. Eso es algo que aprendí hace muchos años, cuando me lesioné la espalda. Estaba impaciente por hacer cosas, pero poco a poco me di cuenta de que tenía que aprender a estar quieto para sanar, y comprender que estar quieto es hacer algo.

Para algunos de nosotros, esto puede ser lo más difícil que jamás hayamos tenido que aprender. Sentimos que lo único que vale en nuestra vida es lo que hacemos, no quiénes somos. Pero al ser nosotros mismos estamos haciendo algo importante. Estar quieto, cuidando de uno mismo, es una actividad. A veces lo más valioso que puedes hacer es simplemente esperar, descansar, estar inmóvil y dejarte sanar. (Si lo encuentras difícil de hacer, puedo extenderte una receta.)

La belleza de la quietud y la tranquilidad me hace pensar en estos versículos de la Biblia:

> Y he aquí que iba a pasar el Señor. Entonces se levantó un viento huracanado y violento que partía los montes y quebraba las peñas; pero el Señor no estaba en aquel viento. Después del huracán, hubo un terremoto; pero el Señor tampoco estaba en el terremoto. Después del terremoto, llegó el fuego; pero el Señor no estaba en aquel fuego. Y tras el fuego, surgió el murmullo de una suave brisa.
>
> I Reyes 19, 11-12

Por favor, escucha ese murmullo.

El poder de los símbolos

Un hombre me escribió para hablarme de una experiencia que había tenido en el hospital. Según las predicciones, le quedaban unos seis meses de vida y debía pensar en poner sus asuntos en orden. El pronóstico lo dejó sin ninguna esperanza. El médico se lo había dicho en un pequeño consultorio subterráneo, tras lo cual lo transportaron de nuevo a su habitación por un largo pasillo. «Ese recorrido –contaba él en la carta– se convirtió en la metáfora visual y física de mi plena recuperación.»

A continuación explicaba que la primera mitad del pasillo que llevaba del edificio de oncología al del hospital iba en descenso más o menos hasta la mitad de su recorrido, y después volvía a subir gradualmente al aproximarse al hospital:

Mientras me llevaban pendiente abajo al salir del edificio de oncología, mi estado emocional no podría haber sido más bajo. Parecía como si mi vida se estuviera hundiendo a mi alrededor, y sin embargo, al llegar al punto más bajo del pasillo, miré hacia adelante y me di cuenta de que la parte que quedaba era ascendente. En ese momento fue una pequeñez, pero también fue la chispa de inspiración y de esperanza que yo necesitaba. La decisión de ir hacia arriba era mía, y decidí vivir. A partir de entonces, a pesar de una segunda operación y de seis semanas de radiación, supe en lo más hondo de mi corazón que recobraría la salud.

Veinte años más tarde, ese hombre está bien.

Lo que importa es lo que él «supo en lo más hondo de su corazón». Todo se inicia con una creencia... que llega hasta la última célula del cuerpo. Para que algo suceda, has de creerlo.

Desde entonces, ese hombre se ha convertido en instructor de cursos de meditación trascendental, y está pensando en organizar un curso de comunicación para médicos. No siente que los médicos sean diferentes, en cierto sentido, de los abogados, los contables o los ingenieros: todos nos hemos formado en los aspectos externos de nuestro trabajo y hemos adquirido la información que necesitamos tener, pero no hemos aprendido cómo comunicársela a la gente. Yo, ciertamente, estoy de acuerdo con él y con el hecho de que nuestras palabras y nuestros símbolos pueden sanarnos. (Como veremos más adelante, también lo opuesto es válido: podemos destruir a la gente con nuestras palabras y nuestros símbolos.)

Isaacsen Bright es una mujer que describió cómo soñó con una gruta en donde piedras y helechos rodeaban un estanque encantador. Ella se arrojaba al agua, que estaba tibia y deliciosa, burbujeante y transparente.

Yo extendía las plantas de los pies para dejar que saliera por ellas todo lo que ya no me servía para nada, aquello de lo que necesitaba deshacerme. Y me sumergía y chapoteaba. Al mirar hacia arriba vi una señal que decía: «Estoy bien». Me quedé encantada. Qué amable por su parte hacer eso por mí. Volvía a sumergirme y a salir. Y la señal decía: «Estoy bien». Sabía que había encontrado mi centro, mi fuente, mi «yo soy». Y me sumergía más profundamente para limpiarme. Me sentía rica. Cuando subí eché un vistazo a mi izquierda, y a lo lejos pude ver todas las opciones que se habían presentado desde el principio de los tiempos y habían culminado en mí. Veía mi propio carácter sagrado en todos y cada uno de nosotros y en la forma en que cada cual es también la suma de tantísimas opciones.

Es maravilloso cuando la voz interior nos permite saber, mediante imágenes como ésta, que somos hermosos y dignos de amor, y que podemos aceptar esto en un nivel profundo de nuestro ser.

Judy Hogan me escribió esto sobre un símbolo que tenía un especial significado para ella:

El primer signo que recibí diciéndome que iba por buen camino, y que éste sería algo grandioso independientemente del resultado, fue una alcachofa de mi huerta. Mi marido y yo cultivamos fresas, alcachofas, perejil, ruibarbo, patatas y verduras para ensalada en una pequeña huerta. Una helada nos había quemado las alcachofas y durante dos años se nos habían malogrado las plantas nuevas. Sin embargo ese año, entre el trajín de la familia, el trabajo y nuestras obligaciones comunitarias, habíamos conseguido cultivar plantas fuertes, y una de ellas tenía una flor. Yo había prometido que la dejaría madurar como había hecho con nuestras plantas más logradas.

Un día de fines de septiembre me di cuenta de que la planta que tenía la flor se estaba muriendo. Me sentí culpable por no haber prestado más atención a este problema, porque estaba claro que nos quedaríamos sin la planta. Sin embargo, el fin de semana que descubrí aquello fue justo después de haber empezado la escuela y cuando había planeado hacer conservas con las frutas y verduras en mi tiempo «extra». No tenía tiempo ni siquiera para hacer eso, porque estaba agotada por el esfuerzo de comenzar el año escolar. (Yo enseñaba en dos escuelas, con un horario absurdamente exigente.)

Entonces, en un impulso, corté la alcachofa y fui a tirarla a la basura, con gran tristeza, no tanto por la pérdida de la planta como por el hecho de que mi vida estuviera tan sujeta a horarios y tan sometida a prisas que ya no me quedara el tiempo durante el cual en años anteriores habría salvado la alcachofa y encontrado algún lugar para ella en la casa. Me quedé durante diez minutos o más ante el cubo de la basura, con la dolorosa revelación de que esa parte de mí que yo consideraba la mejor, porque abarcaba la vida y la naturaleza y reconocía la espiritualidad del amplio diseño del mundo y de mi lugar en él, estaba casi muerta. La había rechazado durante tanto tiempo que ese día apenas pude encontrar, muy hondo dentro de mí, un leve estremecimiento. Me di cuenta de que si seguía así, jamás volvería a ser yo. Aunque la postergación de mis proyectos artísticos y de todo lo que sentía como mi segunda naturaleza a causa de los hijos, la familia y las responsabilidades externas tocaba a su fin, porque mi hijo menor ya estaría en la universidad al año siguiente, allí mismo, entonces, con la alcachofa muerta en la mano, supe que nunca iba a conseguirlo, que el daño era prácticamente irreparable.

En un acceso de furia, pánico y esperanza, cogí la alcachofa prometiéndome solemnemente que la llevaría a la escuela para que una amiga que enseña a pintar a la acuarela pudiera usarla para una naturaleza muerta. Era un mínimo gesto, pero se trataba de un comienzo, un clamor desesperado dirigido a mí misma para que salvara esa parte de mí que había desechado, y que era mi propio ser.

El lunes llevé la alcachofa a la escuela y la dejé sobre el escritorio de mi amiga. Me sentía feliz de que ella pudiera usarla y de que la alcachofa tuviera un hogar. Sus pétalos estrechamente cerrados y su forma y su color especiales serían un desafío para los alumnos y proporcionarían tanto un nuevo motivo de interés como una textura original a sus pinturas.

Ese miércoles, Judy y su amiga fueron a una conferencia sobre arte en Portland, donde Judy también vio a su médico. Al día siguiente supo que tenía cáncer de ovario y se sometió a cirugía. Después de llevarla al hospital, su amiga se quedó con ella hasta que llegó el marido de Judy. Cuando la amiga regresó a la escuela, allí, sobre el escritorio, estaba la alcachofa, en flor, plenamente abierta. Esa misma semana, el marido de Judy se la llevó al hospital, en una lata de atún pintada por la maestra de arte. Cuando Judy Hogan vio la alcachofa, dijo que era una señal de que, aunque las cosas parezcan desalentadoras, siempre hay esperanza. «Había tiempo para que yo floreciera, aunque los acontecimientos recientes apuntaban a la parte cercenada de mi espíritu que yacía en el fondo de la basura.»

Esto es lo que yo siento: si puedes seguir siendo una alcachofa, no cuestionas tus estadísticas ni tus probabilidades. Creo que esa es, en parte, la razón de que esta señora aún siga viva. La alcachofa le mostró lo que son capaces de hacer el espíritu y la naturaleza.

En su libro *Inner Work* [Trabajo interior], Robert A. Johnson dice que Carl Jung

> creía que Dios necesita agentes humanos para ayudarle en la encarnación de su creación. Tal como observó Thomas Mann en *José y sus hermanos*, «Dios necesitaba la escalera del sueño de Jacob como un camino para ir y venir entre el cielo y la tierra». Las visiones de los seres humanos construyen escaleras como ésta y transmiten información al consciente colectivo de la humanidad. No se requiere ninguna clase de «factibilidad» que vaya más allá de esto.

Sigue luchando por lograr tu objetivo personal. Quizá te parezca que está fuera de tu alcance, pero un día puede aparecer una escalera y tú puedes trepar por ella para alcanzarlo.

Para mí, se trata de un círculo completo. Todos formamos parte del mismo sistema. La mente, el cuerpo y el espíritu están integrados, y en nuestras visualizaciones podemos encontrar la presencia del amor y de la espiritualidad. Podemos darnos permiso para potenciarnos, para inducir la autocuración por medio de los aspectos creativos de la poesía, la música, el arte y las imágenes, y dejar que operen dentro de nosotros para ayudar a curar nuestra enfermedad y a sanar nuestra vida.

5
Siempre se puede ayudar a los demás

He oído hablar del arco iris, de las estrellas, del juego de la luz sobre las olas. Me gustaría ver todo eso. Pero mucho más que la vista, desearía que los oídos se me abrieran. La voz de un amigo, los alegres y bulliciosos ruidos del vecindario, las fantasías de Mozart. [...] La vida sin todo esto es mucho más oscura que la ceguera.

HELLEN KELLER

Escuchar sana

Mientras nuestros hijos crecían, si acudían a mí con sus problemas yo solía sugerirles soluciones: incórporate a un grupo, busca a un terapeuta, toma vitaminas... Y me decían que no los ayudaba. Pero cuando me sentaba a escucharlos, me daban las gracias por lo que hacía y me decían que los había ayudado mucho.

Lo mismo pasaba en nuestros grupos de terapia. A veces me quedaba ahí aturdido, con la boca abierta, sin decir nada. Y a medida que pasaban los meses, la gente empezaba a agradecerme lo que había hecho. ¿Y qué había hecho yo? No les había dado curas ni respuestas mágicas; simplemente, les había escuchado.

Cuando alguien a quien amas está en dificultades, escúchale. Cuando te sientes terriblemente mal porque no puedes ofrecer una cura, escucha. Cuando no sabes qué ofrecer a tus seres queridos, escucha, escucha y escucha.

A veces pregunto a las personas que participan en mis talleres si preferirían ser ciegas o sordas. Ahora te pido a ti que cierres los ojos y te imagines cómo sería tu mundo si nunca más pudieras volver a ver. Y después de unos minutos, enciende el televisor; quítale el sonido y limítate a ver la imagen. Ahora, piensa cómo sería tu vida si no pudieras oír. No es que la decisión de una persona sea correcta o errónea, ni que sea mejor o peor ser ciego o sordo; todos podemos tener nuestras preferencias. Pero, en mi opinión, la ceguera nos separa de los objetos, mientras que la sordera nos separa de las personas.

Al comienzo de este capítulo he citado las palabras de Hellen Keller, ciega y sorda desde los diecinueve meses. Hellen habla con suma elocuencia del poder de sanación que tiene el hecho de escuchar, cuando dice: «[...] mucho más que la vista, desearía que los oídos se me abrieran». Ya sé que los sordos pueden aprender a oír con el corazón, pero, por favor, ten conciencia del poder que tiene escuchar.

A veces pienso en fundar una compañía aérea llamada «Aerolíneas Terapéuticas», porque si te subes a un avión, te vuelves hacia la persona que tienes a tu lado y le dices: «Yo soy psicólogo, y usted, ¿a qué se dedica?», durante las horas siguientes esa persona te contará todos sus problemas, como si te los derramara encima. Y después, cuando el viaje termine, te dará las gracias. Es decir que Aerolíneas Terapéuticas sería una línea aérea que despega de un aeropuerto local y se pasa dos horas en el aire. En un avión lleno de extraños, nos contaríamos nuestra vida los unos a los otros, y después volveríamos al lugar de partida y todos nos sentiríamos mejor.

No olvides nunca el poder intrínseco en el hecho de escuchar ni el vigor que se proporciona simplemente estando ahí; no para curar al otro, sino para prestarle atención. El mundo necesita gente que sepa escuchar. Imagínate a un niño en brazos de su madre. Como dice Ashley Montagu, es necesario que el mundo sea como una madre amante.

Cuando un niño está enfermo, dale poder

Piensa un momento en los padres de Hellen Keller. ¿Cómo debieron de reaccionar ante una criatura de diecinueve meses que de pronto se queda ciega y sorda? Esto es algo que todos los padres deberían plantearse. ¿Qué estáis dispuestos a aceptar y por qué estáis dispuestos a esforzaros? Si vuestro hijo tiene cáncer, sida, una lesión cerebral, una enfermedad congénita, ¿estáis dispuestos a trabajar en ello y a no aceptar un veredicto y una sentencia? Esto es importante. Porque si vais a sentiros unos fracasados o a sentir que habéis hecho algo mal si no lográis una curación, entonces quizá lo mejor será que no lo intentéis. Yo sé que no tomaría esta actitud con ninguno de mis hijos; me esforzaría, en cambio, por lograr cualquier cosa que fuera posible.

Una madre me escribió para preguntarme: «¿Cómo puedo aplicar sus ideas a una niña de cuatro años? ¿Cómo puedo tomar lo que usted enseña y adaptarlo a una escala reducida? Usted insiste en que uno controle su vida; pero, ¿cómo puede un niño llegar a hacerlo? ¿Cómo puedo conseguir que la actitud de mi hija hacia sí misma sea lo más positiva posible? ¿Y cómo sabe uno si una criatura de cuatro años está en paz consigo misma y con su entorno? Un niño de cuatro años, ¿no se siente impotente?».

Ante todo, he de decir que los niños han sido mis mejores maestros. Yo empecé especializándome en cirugía pediátrica, y los niños me ayudaron a aprender a ser abierto, sincero y honesto. Así me capacité para tratar de la misma manera a los adultos. Deja, pues, que la sinceridad y la franqueza del niño que llevas dentro te guíen.

Esa madre me hace muchas buenas preguntas, y algunas de mis respuestas provienen de otros padres, que las han descubierto.

Pero ella también puede considerar lo que pregunta sin sentirse abrumada. ¿Cómo se hace eso? Fijándose en qué es lo que proporciona alegría a su hija. Toma una cosa por vez, para dar poder a tu hijo de maneras simples. No te fijes en el «control», sino en la paz mental. Fíjate en el apoyo que puedes dar. Hay muchas cosas que no podemos controlar, pero que podemos superar y manejar.

En el consultorio del médico, si éste quiere que el niño se tienda en la camilla, le dirá que se suba a ella, y el niño puede responderle que no quiere. Pero si el doctor le pregunta si quiere que lo levante o si se anima a subir a la camilla él solo, al niño se le ha concedido cierto poder. Un niño listo, aunque en su fuero interno se resista, se limitará a dirigir al médico una mirada de entendimiento, diciendo para sus adentros: «Vaya, este tío es listo. No sé qué contestarle. Me ha atrapado». Pero otros le responderán:

–Está bien, me subiré yo solo.

Así le demuestran que son capaces de hacerlo. Otra cosa que también puede preguntar el médico es en qué vena quiere el niño que le dé la inyección. Así está confiriendo poder a su joven paciente.

Algunas familias han colgado un gran mural en la pared de la habitación de su hijo en el hospital. Todos los que van a visitar al niño deben hacerle un dibujo. Una familia pedía que cada uno dibujara la silueta de su mano y la firmara. Lo que se consigue con esto, evidentemente, es dar poder al niño. Porque si entra alguien, aunque sea el catedrático de pediatría, diciendo que viene a examinarlo, el niño puede decir: «No, si primero no me haces un dibujo o la silueta de tu mano y me lo firmas».

Es estupendo observar cómo el catedrático se siente inseguro y dice: «Pero es que yo no soy un artista», y el niño le responde: «Entonces no podrás examinarme». De este modo, quien está al mando es el niño. Créeme, así el niño siempre gana y puede irse a casa con un mural lleno de fantásticos dibujos de todas las personas que lo atendieron y lo cuidaron, para enmarcarlo y colgarlo en la pared.

Tu hijo también podría hacer lo que hizo una mujer: insistir en que la gente le pagara, abrazándola o frotándole el cráneo pelado, si querían «palparme los ganglios, auscultarme los pulmones, escuchar el murmullo de mi corazón o hacerme cualquier otra cosa». Un niño puede hacer lo mismo. Un abrazo, una palmadita en la cabeza... la gente puede demostrar su afecto de muchas maneras.

Inventa juegos para tu hijo. Escríbele una canción o un poema; píntale un cuadro, y no te olvides de sembrar humor en su interior. Deja que sea infantil, escúchale y aprende de él. Así te dejará saber cómo se siente. No tengas miedo de usar palabras como «cáncer». No le digas a la gente que no hable, porque entonces, para protegerte, el niño dejará de hablar.

Permítele también que sea creativo, que escriba un libro para otros niños con cáncer. Recuerdo una vez que varias enfermeras vinieron a decirme que tenían dieciséis adolescentes que estaban muy enfermos, y no sabían cómo brindarles apoyo ni qué hacer.

–Poned a esos jóvenes y a sus familias a escribir un libro para otros adolescentes y sus familias.

Seis meses después recibí un libro maravilloso, que es una inspiración para cualquiera, y estoy seguro de que fue una gran ayuda para sanar a esas familias.

Usa dibujos para descubrir cómo se siente tu hijo con el tratamiento. Una familia –la madre, el padre y la hija adolescente– vino a mi despacho con un dibujo que la chica había hecho de su terapia. Los padres decían que ya no quería volver al hospital para seguir con el tratamiento. El dibujo la mostraba blandiendo una lanza y diciendo: «Os odio». En él, con flechas que apuntaban hacia ella, la chica había escrito las palabras «calva», «fea» y «horrible». En un ángulo del dibujo había una célula cancerosa, que lloraba y pedía socorro. Cuando le pregunté a la niña a quién odiaba, me respondió:

–Odio a los médicos. Me dejaron pelada, fea y horrible.

La muchacha simpatizaba más con el cáncer, y quería clavarles la lanza a los médicos. Para los padres, aquello fue una lucha. ¿Cómo hacer que un hijo que odia a los médicos siga con el tratamiento? Eso es lo que puede suceder si no dejamos participar al niño.

Y lo podemos lograr con algo tan simple como administrarle la quimioterapia el lunes y no el viernes, para que así pueda estar con sus amigos durante el fin de semana, en vez de pasarlo sintiéndose mal. También podemos hacer que en la escuela se organice un programa para maestros y alumnos, con el fin de ayudarles a entender y a apoyar a los compañeros que tienen cáncer.

Recuerda que los niños son muy sugestionables, es decir que puedes usar las sugerencias como un método terapéutico. Dale a tu hijo «píldoras para el apetito» o frótale la cabeza con un ungüento «que hace crecer el pelo». Cosas así pueden hacerle cambiar de actitud. Déjale hablar con compañeros de escuela que hayan tenido cáncer. Estoy seguro de que tu hijo no es el único, y de que se apoyarán los unos a los otros. Es maravilloso hablar con niños que han tenido cáncer, y si les preguntas qué harían por otro niño como ellos, te dirán lo bien que lo defenderían. Entonces, reúne a estos niños, que ellos se ayudarán a sanar mutuamente.

Uníos tú y tu familia a organizaciones de ayuda mutua formadas por personas afectadas por el mismo problema; entonces podréis compartir vuestra experiencia con ellas y conseguir que los niños se brinden un mutuo apoyo. Hazle saber al médico lo que estáis haciendo. Si un día vas con tu hijo al médico y éste dice que el recuento de glóbulos blancos ha bajado y no lo someterá a quimioterapia, quizás el niño responda:

–Pero si no me hacen el tratamiento me moriré.

Tú puedes recordarle entonces que hay otros recursos, y hablarle de cómo la dieta que sigue, las vitaminas que toma y las visualizaciones que practica también lo mantienen fuerte.

¿Cómo puedes saber si un niño de cuatro años está tranquilo? Yo te diría que le preguntes por lo que siente y lo que sueña, y que observes sus dibujos. Si tu hogar está lleno de amor, si los padres os amáis y le amáis, el niño estará en paz. Entonces, pregúntate si estás en paz. Si tu hijo recibe amor, encontrará la paz.

Ya he hablado de Jason Gaes, que escribió ese hermoso libro titulado *Mi libro para niños con cáncer*, que ha ayudado tanto a los niños como a los adultos, y que yo suelo citar en mis talleres. Jason convirtió su enfermedad en un don. Entre otras cosas, escribió lo siguiente:

> Si puedes, consigue un cartel que diga: «Señor, ayúdame a recordar que hoy no me va a pasar nada que entre Tú y yo no podamos arreglar». Cuélgalo en tu habitación y léelo por la noche, cuando tengas miedo. Y si el miedo no se va, ve a hablar con tu madre y pídele que te abrace o te acaricie el pelo...
>
> A veces, cuando te sientes mal después del tratamiento, no puedes ir a la escuela, pero trata de hacer los deberes, porque tienes que hacerlos todos para después poder ser médico. Y yo voy a ser un médico que cuida niños con cáncer para poder decirles cómo es eso.

Lo que Jason cuenta en una página, yo necesito un libro entero para explicarlo, porque él es un nativo. También ha sido uno de mis maestros... aunque mi ortografía sea mejor que la suya.

Otro chico que me ha conmovido muchísimo es Michael Lidington. Después de que una doctora le dijo que ya no podía hacer nada más por él, y salió de la habitación conteniendo el llanto, Michael le dijo a su madre que él jamás querría ser médico. Ella le preguntó por qué, y Michael respondió:

–Porque no quiero tener que decirle nunca eso a un chico.

Después, cuando su cáncer remitió, escribió un poema titulado «¡Gané!»:

El cáncer se ha ido, y soy libre otra vez.
He decidido que no saldré por esa puerta.
Me iré de este lugar cuando llegue el momento,
durante el día o ya muy entrada la noche,
pero si no estoy preparado, ¡seguro que lucharé!

Mi familia y mis amigos me han ayudado en todo momento,
aunque durante mucho tiempo no sabían qué hacer.
Si supieran que yo haría lo mismo por ellos,
comprenderían que son las piedras más preciosas de mi vida.

Nadie entenderá jamás del todo
el dolor que nutre la pluma con que escribo.
Yo sé que ellos quisieran, desearían entender...
Pero hasta que no puedan hacerlo,
estoy solo en esta tierra.

Ya es hora de que mi vida siga adelante
para desprenderme de la plaga que hace tanto que llevo encima.
Ya es hora de que vuelva a la vida,
de torcer este recodo del camino.

Os agradezco que os preocupéis tanto por mí,
pero no voy a morirme, ya os lo he dicho.

Y cogedme de la mano quienes lo necesitéis,
que por esta tierra salvaje yo os guiaré.

Le dije a Michael que su poema me gustaba, pero no el título, porque él era un ganador por su lucha y su actitud, independientemente de que el cáncer reapareciera o no.

Y el cáncer reapareció, pero un poema que él escribió para que su hermano lo leyera durante su funeral contenía el mensaje que yo había querido hacerle entender (véase p. 259).

Creo que el amor destierra todas las enfermedades, y que en realidad, la única enfermedad es la ausencia de amor. Si no puedes entenderlo, habla con dos personas que estén enfermas, una que reciba amor y otra que no. No digo esto para generar culpa, ni para hacerte sentir que «no has amado lo suficiente», sino para que podamos entender qué es sanar de verdad. La esperanza, la sensación de control y la seguridad de los padres, son todos factores que consuelan al niño. Si lo aman, el niño está a salvo, porque no puede sucederle nada que le dé miedo. Y eso incluye la enfermedad y la muerte. Como dijo un pequeño:

–Mi madre estaba cuando nací, y estará también cuando me muera.

Imagínate a un niño con una enfermedad que pone en peligro su vida, tendido en una cama en el hospital, y a sus padres junto a él. ¿Está bien ese niño? ¿Está sanado? ¿Será capaz de enfrentarse con cualquier cosa que suceda? Para mí, sí, gracias al amor que lo envuelve y que rodea a su familia.

Cuando tú estás ahí, tu hijo puede afrontar las dificultades y las transformaciones rodeado de amor.

La relación amorosa cuando uno de los miembros de la pareja está enfermo

¿Cómo podéis continuar, tu pareja y tú, manteniendo una relación amorosa plena cuando uno de los dos está enfermo?

Ante todo, tenéis que considerar una cuestión previa: ¿Qué es una relación amorosa plena? ¿Qué es «hacer el amor»? Jamás olvidaré a una mujer con una distensión abdominal que decía:

–Para abrazarnos, mi marido y yo unimos hombros y rodillas rodeando mi vientre.

Eso era realmente hacer el amor.

Por lo tanto, la relación amorosa es contacto, es tocar. Hay que recordar que el tacto cambia nuestra fisiología. Los recién nacidos a quienes se tiene en brazos aumentan más de peso que los bebés a los que se alimenta igual pero no se los acaricia. El contacto les hace saber que los aman, y eso les cambia el metabolismo. Hay que entender que cuando se toca a un ser querido, éste cambia, y que las caricias influyen en el cuerpo. Entre los adolescentes ingresados en un pabellón psiquiátrico, los que recibían masaje tenían menos angustia que los demás. Hasta el personal de la sala les tenía envidia.

El contacto altera los neuropéptidos. Yo suelo interrumpir mis conferencias nocturnas –que duran un par de horas– haciendo que la gente se ponga de pie y que cada cual le dé un masaje en el cuello y los hombros a la persona que tiene al lado; después quien ha recibido el masaje le devuelve el favor a quien se lo ha dado. Con frecuencia, esto va seguido de un aplauso espontáneo y yo les pregunto por qué lo hacen. Creo que lo que aplauden es la forma en que se sienten después de haber sido tocados. Lo triste es que se entienda tan poco cuál es el papel que desempeña el tacto. La Universidad de Miami ha abierto un Instituto del Tacto, y poco a poco vamos haciendo del masaje terapéutico una profesión reconocida en el ámbito sanitario. Sin embargo, la mayoría de los estados no lo reconocen, y creo que es de vital importancia que nos demos cuenta de que el tacto tiene un valioso papel en nuestras interacciones y en el proceso de sanación.

Con respecto a la actividad sexual, lo primero que pregunto a todo el mundo es cómo se siente consigo y con su cuerpo. Quiero que sepas que nadie es rechazado. Te puede faltar un pecho, quizá te hayan hecho una colostomía o una operación de próstata, te resulte difícil tener una erección o tengas sequedad vaginal... Si uno se siente feo, indigno de amor o incapaz de funcionar, esto afectará a su deseo de participar en una relación amorosa.

Si a tu pareja no le apetece hacer el amor, intenta no sentirlo como un desaire o un rechazo. Hazle saber cuáles son tus necesidades. Toca a esa persona, ya sea tu amante o tu cónyuge. Dile que la aceptas tal como es y que quieres tocar su cuerpo, que esto significa mucho para ti. Asegúrale que ella –o él– no es su enfermedad. Como dijo una mujer: «Yo no soy lo que hay de feo en mi enfermedad». Sabes que hay belleza en esa persona; entonces, tócala, y deja que el amor aflore. Las diferentes posiciones pueden ayudar, y también preguntar a tu pareja qué le gustaría hacer. Pregúntale cómo puedes participar, cómo puedes ayudar, para que se sienta a gusto con su cuerpo, para que se dé cuenta de que las cosas en realidad no son muy diferentes, haya o no una enfermedad. Demuéstrale amor, hazle sentir que te importa. Cuando un hombre de cabello y barba abundantes sale del cuarto de baño afeitado y con el pelo corto, mira a su mujer a quien la quimioterapia ha dejado sin cabello y le dice: «Y ahora, ¿qué?», ella se ríe, y la actitud de él la sana instantáneamente.

Si haces cosas como ésta, aunque el contacto sexual

pueda ser difícil o imposible, siempre se puede hacer el amor. Incluso en las ocasiones en que faltan los órganos que intervienen en la actividad sexual, podemos satisfacer a nuestra pareja a pesar de que nuestra participación no pueda ser completa. De este modo brindas amor y placer a alguien a quien quieres de verdad. Y es algo que se da cuando la relación ha llegado a un nivel muy profundo de compromiso y de entrega.

El cuidador principal

A veces, el paciente está menos motivado que la persona que lo cuida. Cabe preguntarse si cuando, debido a su incapacidad física o mental, el paciente canceroso no puede ser un paciente excepcional, le corresponde a la persona que principalmente lo atiende convertirse en un cuidador excepcional.

Yo no creo que el problema sea si uno es o no excepcional. No hay que pedirle más al cuidador porque el paciente no sea capaz de hacer ciertas cosas. Creo que el papel del cuidador siempre es el mismo, sin que importe cómo es el enfermo. Y ese papel consiste en dejar que el paciente tenga su enfermedad, proporcionándole material e información que le permita elegir libremente y ser excepcional, si quiere. Consiste, también, en hacer que tanto él como el paciente no se sientan un fracaso. El cuidador debe dejar que el paciente tenga su enfermedad... ya que ésta pertenece al enfermo, no al cuidador.

En mi libro *Paz, amor y autocuración*, hablo de cómo tú –el cuidador principal– puedes cuidarte para no enfermar por el hecho de cuidar a otra persona. Tú también necesitas el apoyo de los demás y terapia. Eso significa pedirlo, y si te parece que es un comportamiento excepcional, te diré que sí.

Pero también te diré que es un comportamiento normal y saludable para quien cuida a un enfermo grave.

Sin duda, te encontrarás con que, cuando haces que el paciente se responsabilice de su enfermedad, empieza a cambiar de múltiples y pequeñas maneras. Comenzará a enfrentarse a la enfermedad, mientras que quizás antes te usaba, te manipulaba y te agotaba, dejándote que tomaras todas las decisiones y que hicieras todo el trabajo. Y si tú ya no se lo haces, tendrá que cambiar.

Naturalmente, al principio puede enfadarse. Pero creo que, en última instancia, te lo agradecerá. Y has de entender que si puedes escuchar a la persona que está enferma, sólo con eso ya la estarás ayudando. Aprende, pues, a escuchar –no a manipular, ni a controlar, ni a hacer– y el paciente tendrá que tomar decisiones y hacer cosas que te facilitarán a ti la tarea.

Eso te permitirá cuidar de ti y tener todos los sentimientos propios del caso, que bien pueden incluir enojo con la otra persona, y fatiga. No te consideres anormal por enfadarte con alguien de tu familia que está enfermo. Yo también me enfado a veces. Si amo a alguien, puedo sentirme molesto con esa persona porque se ha puesto enferma. Así, no sólo complica su vida, sino que también complica la mía. Yo puedo cansarme, pero la sigo amando. Simplemente, no me gusta lo que está pasando.

Comparte todo eso. No te lo guardes, y deja que así la relación crezca, y cuando sientas cansancio, cuídate, que tú también tienes necesidades.

A veces me preguntan si hay alguna manera de ayudar a alguien que no quiere que le ayuden. Y la respuesta es que no se puede ayudar a alguien que no quiere que le ayuden. Pero puedes amar a esa persona y crear para ella un entorno acogedor y seguro donde pueda ser capaz de cambiar. Así le prestas tu apoyo, y la persona puede abrirse, aceptar más ayuda y cambiar.

Hay maneras prácticas de ayudar a un miembro de la familia y evitar la culpa, como por ejemplo darle libros y cintas que pueda leer o escuchar, e incluso desechar. Ese familiar tuyo sabrá que te preocupas y que le has ofrecido algo que, sin embargo, no está obligado a usar. A veces he sugerido la posibilidad de meter en el coche a toda la familia y, cuando vais a ochenta por hora, poner una cinta que, en tu opinión, pueda ayudarles. No es probable que abran la puerta y salten, y sí lo es que escuchen la cinta. Tal vez no hagan lo que allí se dice, pero como mínimo, os da a todos un tema de conversación, y poco a poco puede producirse el cambio.

O, si están dispuestos a ir contigo, llévalos a una conferencia o a un taller. Y si no están de acuerdo, eso te proporciona algo de lo que puedes discrepar. Y lo digo en términos amistosos: algo de qué hablar, y que ayuda a abrir la comunicación cuando tal vez antes no había ninguna.

¿Cómo te las puedes arreglar con la tristeza que da ver sufrir a una persona a quien amas y que no tiene la fortaleza necesaria para cambiar? No la juzgues ni la declares una fracasada. No propongo obligar a nadie a cambiar; lo que hago es presentar caminos y oportunidades. ¿Cómo puedes afrontar la tristeza? Pues expresándola, llorando, quizás incluso en presencia de esa persona. Tal vez verte con los ojos llenos de lágrimas le haga ver lo mucho que te importa y le ayude a cambiar.

Los problemas prácticos

Las familias pueden sentirse abrumadas por los enormes problemas con que se enfrentan cuando ataca el cáncer: la falta de dinero, las necesidades de atención a domicilio que el seguro no cubre, el intento de abarcarlo todo sin dejar de estar disponible para el paciente... No son problemas fáciles de resolver. Pero hasta cierto punto, yo pediría a los lectores que actuaran políticamente, haciendo que cambien las leyes, enfrentándose a las compañías de seguros y al gobierno. Recurramos a los abogados, ayudemos a las personas que no cuentan con una atención adecuada. ¿Por qué hemos de ser unos completos desheredados para recibir la ayuda del Estado? ¿Por qué los seguros no pueden estar redactados de la forma adecuada y no contamos todos con la atención necesaria en situaciones críticas? Como parte de un plan de seguros podríamos también encontrar maneras de recompensar a las personas que se mantienen sanas. La industria está empezando a cambiar, a ver que la salud es mejor y que es económicamente rentable. O sea: sed activos, haceos oír, fortaleceos. Los cambios se aproximan.

En un nivel personal, nadie puede ser el único que se ocupe de un familiar enfermo. Pide ayuda. Habla con tu familia. Hazte valer. A veces, la persona enferma puede ser la que haga esto por la familia.

Recuerdo al asistente social que escribió a todos sus amigos diciéndoles: «Voy a necesitaros a todos. Todos los que habéis recibido esta carta estáis en la lista que adjunto. Debéis reuniros, y juntos elaborar un horario, de tal manera que yo pueda obtener toda la ayuda que necesito, para salir a pasear, hacer visitas o comprar». Y así creó una familia que ahora sigue reuniéndose anualmente en una fiesta cuya base es aquella carta.

No tengas miedo de pedir ayuda. «Al saber que mi marido tenía cáncer, los taxistas me ayudaban y rezaban por mí, y un veterinario cuidó de mi gato sin cobrarme nada», me contó una señora.

Deja que los demás lo sepan. Hazte valer. Esto lo veo en nuestros talleres. La gente sabe que tenemos becas. Si quieres venir a un taller, pero no tienes dinero, llámanos y di:

–No tengo dinero, pero realmente quiero asistir a vuestro taller.

Créeme, si hablas conmigo o con los que organizan el taller, lo más probable es que asistas a él. Quizá te pidamos que hagas algún trabajo como voluntario o nos ayudes de alguna otra manera, pero estarás allí.

Cuando las cosas se ponen difíciles de verdad, lo único que puedo decirte es que pidas ayuda. Pídesela a un profesional, a los asistentes sociales del hospital, a alguna organización o sociedad, a tu parroquia... a cualquier grupo. Deja que la comunidad lo sepa. En nuestro grupo había una mujer que no podía pagar el alquiler de su piso. El ayuntamiento quería trasladarla a otro más barato y que estaba más lejos del hospital. Habría costado más el transporte hasta el hospital que el alquiler del piso en que vivía. Escribí al ayuntamiento para explicárselo. En un periódico apareció un artículo sobre esta mujer. Empezaron a llegar donaciones para ayudarle a pagar el alquiler, y gracias a que el ayuntamiento cambió de parecer y la gente la ayudó, la señora pudo quedarse en su piso. Por lo tanto, no tengas miedo de luchar.

La vida es difícil. Piensa en romper las dificultades en trozos más pequeños, en pasos más cortos. Y compártelas para que así se vuelvan más soportables. El secreto está en aprender a vivir con las dificultades con que uno tropieza, y a sacar partido de ellas.

Nada es imposible: Yo creo en los milagros

Si alguien me llama por teléfono preguntándome si es posible invertir el curso de la enfermedad de Alzheimer, o del autismo, o de cualquier otra dolencia, y yo sé que alguien lo ha conseguido, mi respuesta es: «Sí». En el caso contrario, pregunto a la persona: «¿Quieres intentarlo tú?». Esta es realmente la cuestión.

Hay personas que se han mantenido bastante bien con una enfermedad de Alzheimer, que es un tipo de demencia presenil. Sé de algunas familias que les han dedicado tal cantidad de atención, cuidado y contacto que los enfermos han evolucionado sorprendentemente bien. Y si tú quieres hacer el intento de invertir el proceso de la enfermedad, estupendo.

Estúdiate todos los recursos dietéticos, emocionales, psicológicos y médicos que puedas, tradicionales y alternativos, para saber qué es lo que se puede lograr. Vale la pena intentarlo, aunque sólo sea desde la perspectiva de la esperanza. Si no lo intentas, o si no curas la enfermedad, puedes sentirte culpable. Si la culpa forma parte de tus tendencias, mírala de frente y conviértete en un ganador por tu propio esfuerzo, y no solamente por el resultado. Haz todos los esfuerzos que te parezcan adecuados para ti en tu enfrentamiento con la enfermedad, sea cual sea.

Si alguien que tú quieres tiene una lesión cerebral y te dicen que no hay probabilidad de recuperación, insisto: no aceptes ningún veredicto, ninguna sentencia. Sigue comunicándote con esa persona, compartiendo cosas con ella, hablándole, poniéndole cintas, tocando música para ella... Cuando se trata de recuperación de lesiones cerebrales, es sorprendente lo que ha sucedido con la gente. Personas que estaban ciegas han aprendido a ver otra vez. Otras, a quienes les habían dicho que jamás lograrían nada, han vuelto a la universidad. Somos capaces de volver a aprender y de reeducarnos.

Si te vas a sentir culpable en caso de que no se produzca el milagro, entonces no lo intentes. Pero si te dices que ahí está tu hijo, tu ser querido, y que quieres ver lo que puedes lograr, entonces no escatimes esfuerzos, haz todo lo que puedas, hasta ver qué es lo que pasa.

Asume el reto, míralo de frente. Y ruega: «Examíname, oh Señor, y ponme a Prueba». Así, con P mayúscula.

Recibí una carta de una mujer cuyo tío tenía cáncer de hígado y de páncreas, y ella sentía que básicamente los médicos lo consideraban «un caso perdido». «Necesito que usted me diga qué puedo hacer por el tío Charles», me decía.

Mi respuesta fue: «No te olvides de preguntarle al tío Charles qué es lo que necesita o lo que quiere. No conviertas en fracasos a los miembros de tu familia; limítate a estar con tu tío, amarlo y apoyarlo. ¿Puedes encontrar recursos que le sean útiles? Seguro que sí, aunque no sea más que una esperanza y una plegaria. ¿Puedes preguntarle qué es lo que le gustaría hacer? Sí. ¿Puedes presentarle a otras personas que sean luchadoras, supervivientes, únicas y excepcionales? Sí. Y eso le ayudará a vivir. No es que no nos muramos, o que el tío Charles pueda no morirse, sino que antes de morir habrá vivido, y todos os quedaréis con un regalo suyo y os sentiréis orgullosos de él, como él lo estará de sí mismo. Habrá derrotado al cáncer».

Un hombre, llamado Peter Uhlman nos escribió a Bobbie y a mí agradeciéndonos que les hubiéramos ayudado a él y a su mujer «a vencer al cáncer»: «Os agradezco que nos hayáis fortalecido con el conocimiento y la fuerza. Con humor sanamos nuestra vida, y en el proceso vencimos al cáncer».

¿Cómo puede alguien vencer al cáncer? Párate un momento a pensarlo. Mi respuesta es que vencer al cáncer es algo que se relaciona con la forma en que vives, no con vivir eternamente. Peter Uhlman continuaba su carta contándonos lo que pasó después de que le comunicaran el pronóstico a su mujer:

> Cinco días después, los médicos la mandaron a morir a casa.
>
> Cargamos el coche y nos fuimos en busca de otras opiniones; fue una expedición a la que llamamos «Cáncer Tour '92»,

aunque no nos animamos a hacernos imprimir camisetas con el nombre. En los días que siguieron, aprendimos mucho sobre lo que anda mal en la profesión médica. Hubo un lugar donde nos dijeron que no estábamos tomando la «actitud correcta», que aquello era algo grave y no deberíamos andar riéndonos. Un médico llegó a decirnos que nuestra actitud ante la enfermedad era totalmente «irreverente». Nosotros nos lo tomamos como un cumplido.

A medida que Diane se ponía peor, íbamos haciendo todo lo que habíamos aprendido de «Bernie». Curábamos nuestras relaciones, abrazábamos la vida, hacíamos planes para el futuro, nos reíamos, rezábamos, llorábamos y soñábamos juntos. Aprendimos que el cáncer no es sólo una enfermedad física, sino también una metáfora, y no estábamos dispuestos a dejar que con sus metástasis invadiera nuestro matrimonio.

Diane murió una noche, mientras yo le cantaba, siete semanas después de haber recibido el diagnóstico. Durante toda mi vida he tenido muchísimo miedo a la muerte. Me he pasado un montón de tiempo tratando de distinguir si verdaderamente amo la vida o si en realidad no hago más que odiar la muerte; la diferencia es muy grande. Tuve que decirle a mi mujer que estaba bien que se dejara ir, que yo seguiría adelante, pagaría los impuestos, le daría de comer al gato, cuidaría de su madre. Una hora antes de que ella muriera, todavía estábamos bromeando y contando chistes. En su último acto de amor, mi mujer me liberó de ese miedo y me llenó el alma de paz.

Estas dos personas sí que realmente derrotaron al cáncer.

6

«Al servicio del amor»: Las profesiones de la salud

No a todos los pacientes se los puede salvar, pero el médico puede aliviar su enfermedad por la forma en que los trata; y en la forma de tratar a un paciente, el médico puede estar salvándose. Pero primero debe convertirse nuevamente en estudiante; tiene que disecar el cadáver de su máscara profesional; debe ver que su silencio y su neutralidad son antinaturales. Puede ser necesario que renuncie a parte de su autoridad, a cambio de su humanidad, pero no perderá nada haciéndolo, como bien sabían los viejos médicos de cabecera. Al aprender a hablar con sus pacientes, el médico puede volver a sentir amor por su trabajo. Poco tiene que perder, y todo por ganar, si deja entrar al enfermo en su corazón.

Si lo hace, ambos compartirán lo que pocas personas pueden compartir: la maravilla, el terror y la exaltación de estar al filo mismo del ser, entre lo natural y lo sobrenatural.

ANATOLE BROYARD
Intoxicated by my Illness
[Embriagado por mi enfermedad]

Cambiemos la formación profesional de los médicos

Cuando me preguntan de qué manera cambiaría yo la educación médica, pienso en un maravilloso cuadro, titulado *El médico*, que está actualmente en la Tate Gallery de Londres. Párate un minuto a pensar en el asunto. Si yo te pidiera que pintaras un cuadro con este título, ¿qué mostrarías en él? Hay muchos cuadros que se llaman así, e ilustran diferentes escenas. La que yo evoco ahora muestra a un hombre sentado en una cabaña, inclinado sobre el lecho de un niño enfermo. No está rodeado de complicados aparatos; simplemente escucha y atiende, mientras en el fondo se divisa a los preocupados padres. El artista, Sir Luke Fildes, pintó el cuadro en 1891. El día de Navidad había tenido la experiencia de ver morir a uno de sus hijos, y sabía lo que significaba para él «el médico». Hoy, si yo pidiera a un grupo de médicos que pintaran un cuadro con ese título, es probable que en él no aparecieran más que instrumentos y batas blancas.

Cuando muestro a la gente una diapositiva de este cuadro, les pido que me digan si se llama *Demasiado tarde* o *El médico*. La gente percibe el afecto y el interés que hay en el cuadro, y escogen la «segunda opción». Yo quiero que los médicos entiendan que nunca es demasiado tarde, que siempre hay alguien que necesita sanar. Debemos recordar que el significado de la raíz de la palabra «doctor» es «enseñar».

Sobre mi escritorio, tanto en casa como en la consulta, he colgado reproducciones del cuadro de Fildes, para que me recuerde qué clase de médico quiero ser y, además, que nunca es demasiado tarde para enseñar y sanar.

Ciertamente ni los médicos ni las enfermeras se empeñan en rodearse de murallas ni en ser malos. La gente que acude a la ceremonia de graduación de una Facultad de Medicina, no se enfada con los centenares de jóvenes, chicos y chicas, que se gradúan con la esperanza de ser útiles a los demás. El problema es lo que les pasa en su formación profesional y en los años posteriores a ella. El dolor de la vida y el dolor de las personas a quienes cuidan empieza a afectarles cada vez más, hasta que dejan de sentir, porque no tienen quién les guíe. Un médico escribió que sentía que ellos eran como pequeños restaurantes de paso que sirven una y otra vez la misma bazofia a la misma clientela, que los odia tanto como ellos la odian. Es necesario que las Facultades de Medicina enseñen a los futuros médicos la importancia de expresar sus sentimientos y de compartir las dificultades que se les plantean, participando en reuniones y clases en las que puedan hablar entre ellos de su desconcierto y su dolor.

Creo que lo que es abominable es la formación y las prácticas de los futuros médicos, durante las cuales no se les da el apoyo y la educación que necesitan para no terminar despersonalizando a la gente. Es obvio que en parte esto se debe a que tampoco las personas que les enseñan se han enfrentado realmente con estos problemas. Pero a menos que concedamos a los estudiantes y a los pacientes el derecho de expresarse y de exigir lo que necesitan, el cambio será lento. El sistema actual acabará por crear un grupo de personas que podrían haber sido excelentes médicos, pero que ya no optan por ello, y que quizá tengan que ser sumamente cuidadosos con la especialidad que elijan, para protegerse a ellos mismos. La mayoría de los médicos no volverían a elegir esta carrera y no quieren que sus hijos lo hagan, y otros se están especializando hasta tal punto que ello terminará por afectar negativamente a la atención médica como tal. Ciertas especialidades apartan a quienes las practican de la atención de personas verdaderamente enfermas, cuya gravedad puede hacer que el médico se sienta amenazado o incapaz.

Son muchas las formas en que me gustaría «humanizar» la atención médica. Insistiría en que los médicos hagan personalmente la prueba de cómo es eso de estar enfermo. Me gustaría verlos en un hospital donde nadie los conoce, con un diagnóstico de una enfermedad que pone en peligro su vida. Pasándose una semana ingresados, podrían comprobar de qué forma se trata a los pacientes.

Me gustaría que a los médicos se los tratara de una manera que los hiciera sentir «nativos», para que así pudieran decirles a sus pacientes:

–Entiendo cómo lo está usted pasando, porque yo también he tenido esa misma experiencia.

Los pacientes deben formar parte del proceso de formación de los médicos, que aprenderían que están tratando con personas, y no sólo con enfermedades, y que la gente no es lo mismo que los casos que salen en los libros de texto. Yo los pondría en contacto con los pacientes –con seres humanos, no con un mero libro de texto ni con un cadáver– desde la primera semana que pasen en la Facultad de Medicina. Y animaría a los pacientes a que les dijeran:

–Mire, aquí estoy, y quiero que usted sepa cómo es estar enfermo. Quiero que sepa por qué está estudiando lo que estudia.

Los estudiantes de medicina y los médicos que han tenido cáncer, sida y otras enfermedades que implican peligro de muerte deberían hablar con los futuros médicos, quienes también han de aprender algo sobre sueños y dibujos y sobre la obra de Carl Jung y de otros muchos que se aventuran a fondo en el conocimiento de los pacientes. Yo les haría oír conferencias de nonagenarios. Esto se hace en algunas universidades, para que los médicos puedan entender mejor la experiencia de vivir.

Los médicos tendrían que concurrir también a sesiones en santuarios como el de Lourdes, donde acuden enfermos incurables, para entender el valor de la esperanza y de la oración. ¿Cómo dar esperanza? ¿Cómo demostrar el valor de la oración? ¿De qué puede servir nuestra formación médica en un santuario, donde todos los que acuden son incurables? Pues bien, empezamos a darnos cuenta de que lo valioso es nuestra presencia. Si trabajásemos en asilos y hospicios, volveríamos a centrarnos en el cuidado del paciente. Es necesario que nos expongamos a lo que no podemos curar, para aprender a cuidar a las personas y a enfrentarnos a los sentimientos de fracaso y culpa. Un paciente que inicialmente iba bien le dijo a su médico que tenía a mil personas rezando por él. Cuando la enfermedad reapareció, el médico le dijo:

–Tal vez tendría que haber tenido dos mil.

¿Eso es cuidar?

Un médico me escribió contándome su experiencia desde que se le descubrió un carcinoma. Él y su mujer han empezado a tomar lecciones de bailes de salón, han aparecido en una obra teatral, se han unido a un grupo local de apoyo a personas con cáncer y están recibiendo clases de dibujo. Este hombre ha empezado a vivir; pero, además, dice que los otros médicos tienden a evitarlo. Sólo uno de los cuatro que concurren a su sinagoga ha ido a visitarlo y a hablar con él de su operación. Este es otro problema que tenemos los médicos: no visitamos porque nos dan miedo nuestros sentimientos, nuestra vulnerabilidad. Detrás del escritorio estamos a salvo. ¡Pon el escritorio contra la pared y ábrete a tus pacientes!

Otra cosa que enseñaría a los médicos es comunicación. ¿Cómo decirle a alguien que tiene sida o cáncer sin quitarle al mismo tiempo la esperanza? ¿Cómo ayudarle a mantener su poder? Los papeles de autorización que les hacemos firmar a los pacientes son destructivos. Nadie nos ha enseñado a redactarlos de tal manera que no provoquen en los enfermos creencias negativas ni efectos colaterales.

Mientras nuestro hijo Stephen estaba en su primer curso universitario, pintó un interesante cuadro que consiste básicamente en la palabra *words* [palabras]. Toma un bolígrafo o un lápiz y escribe varias veces *words* sin dejar espacio alguno entre las letras, y te encontrarás con que las palabras [*words*] se convierten en espadas [*swords*]: *wordswordswords*. En el centro del cuadro de Stephen dice: *signifying nothing* [no significa nada]. Pero sí significa algo: que las palabras pueden ser increíblemente destructivas. En medio de las espadas hay una palabra.

Es necesario que los médicos aprendan que palabras como *veneno, ataque, destruir, matar, agresión* e *insulto* son destructivas cuando se las entiende simultáneamente en el nivel consciente y en el inconsciente. Bobbie y yo escribimos un artículo que se titula «Guerra y paz», y se centra en la forma en que los médicos consideramos la enfermedad, y en la guerra que libramos con ella.

No sólo nuestras medicaciones y operaciones tienen eficacia; también las palabras pueden curar o matar. En un encuentro que tuve con Norman Cousins, él usó la expresión «negligencia psicológica». Y el psiquiatra Milton Erikson usaba la expresión «salud iatrogénica». Con frecuencia hablamos de enfermedad yatrogénica, es decir, que ha sido provocada por el tratamiento médico. Pero también podríamos provocar la salud, y evitar la negligencia psicológica. De hecho, los médicos pueden acortar realmente la vida de un individuo cuando, con lo que le dicen, le están quitando la esperanza.

Podríamos animar a las Facultades de Medicina a introducir cursos –que en Estados Unidos algunas ya están impartiendo– para que los futuros médicos aprendan a hablar con la gente de sus miedos, de modo que no se pasaran los dos primeros años de carrera aprendiendo sólo hechos. Al abrir esta puerta, las Facultades de Medicina hacen que los médicos nos demos cuenta de que no somos débiles si hablamos de nuestros problemas. Cuando vas a una Facultad de Medicina, los profesores te hablan de asignaturas «duras» y de otras «blandas». Bueno, ¿quién quiere que lo consideren un blandengue? Las asignaturas blandas tienen que ver con las personas. ¿Cómo hacerles ver que es valioso aprender a cuidar de la gente? Los que enseñan las asignaturas «duras» pueden someter a sus alumnos un examen que demuestre que conocen los hechos. Pero los resultados de las asignaturas «blandas» sólo se ven más adelante, en la paz mental de los pacientes, en la gente que sale antes del hospital, sana más pronto, demanda con menos frecuencia a los médicos... y esos resultados no aparecen en un examen.

Un médico de la Universidad de California en Irvine inició un curso que llamó «Las asignaturas blandas y la atención a las personas». Como cirujano ortopédico en Vietnam, había tenido que atender a un soldado que se había fracturado una pierna en un accidente de helicóptero. El doctor lo escayoló, pero el dolor del hombre era terrible. Le sacó la escayola, pensando que quizá no estuviera bien puesta; se la cambió, pero el dolor seguía siendo muy fuerte. Mientras hacía todo esto, hablaba con el muchacho, que terminó por contarle que todos sus compañeros habían muerto en el accidente, y que él se sentía culpable por haber sobrevivido. Cuando el joven terminó su relato, el dolor le desapareció. Al regresar de Vietnam, el cirujano se había dado cuenta de hasta qué punto la vida y el dolor de alguien se relacionan con lo que siente emocionalmente. Por eso empezó a dar ese curso, para ayudar a los estudiantes a entender que en las «asignaturas blandas» hay mucha ciencia, y también mucha sabiduría sobre el dolor y la curación.

Hoy veo cambios que me hacen abrigar esperanzas. Al

revisar los folletos que la American Cancer Society publicaba en los años ochenta, veo que hablaban del cáncer y no de las personas; le decían a la gente que no confiara en las curaciones autoinducidas, que no estaban científicamente demostradas. Pero la curación autoinducida es la única que hay. Escribí al American College of Surgeons sobre su juramento, que incluye las palabras «*Trataré* a mis pacientes como yo desearía que me *trataran* si estuviera en su situación». Yo no quiero que a mí me «traten»; quiero que me cuiden y me atiendan. Debo añadir que respondieron a mi carta y me invitaron a escribir un artículo sobre ello. Sin embargo, hace dos meses que lo envié y todavía no lo han publicado. Por otro lado, la American Cancer Society está ofreciendo las mismas formas de formación psicosocial para médicos y enfermeras que, años atrás, contemplaba con desdén.

Realmente pienso que hoy los médicos se están abriendo cada vez más a muchas de estas ideas. Yo recibo cada vez más llamadas de Facultades de Medicina, hospitales y organizaciones médicas que me invitan a dar conferencias. Los médicos que hace diez o quince años se preguntaban por qué se me invitaba a hablar en sus instituciones son los mismos que ahora me presentan. Se están volviendo más abiertos porque empiezan a entender su propio dolor y el de sus pacientes.

Matt Mumber, un amigo que actualmente trabaja en radiología oncológica, inició un grupo llamado GEMS (Group of Exceptional Medical Students) en la Facultad de Medicina de la Universidad de Virginia. Al principio a los estudiantes les costó darse cuenta de quiénes podían formar parte de este grupo: se imaginaron que todos sus miembros debían sacar sobresalientes. Pero Matt puso bien en claro que la pertenencia al grupo se relacionaba con la compasión, el amor y la sanación. GEMS se convirtió en una actividad independiente del plan de estudios, pero reconocida sin reservas por la Facultad. Los estudiantes se reunían regularmente para hablar de los temas a los que antes me he referido y de sus propios sentimientos en relación con ellos. Matt, en su condición de oncólogo, médico de familia y cirujano, les ayudaba en la elección de su especialidad.

El sanador herido

En un ensayo titulado «La dimensión psicológico-religiosa de los sanadores heridos», el doctor James Knight habla de la obra teatral de Thornton Wilder *The Angel That Troubled the Waters* [El ángel que agitó las aguas]. En ella, un médico acude periódicamente a la piscina de Betesda; se cree que la sanación se produce cada vez que un ángel agita las aguas. El médico

> [...] espera al ángel, con la esperanza de ser el primero en la piscina y de verse sanado de su melancolía y su remordimiento. El ángel aparece, pero detiene al médico cuando éste se adelanta para sumergirse en las aguas y sanar [...]. El médico suplica, pero el ángel insiste en que sanar no es para él, y entonces pronuncia estas reveladoras palabras:
>
> «Sin tu herida, ¿dónde estaría tu poder? Es tu melancolía lo que hace que el temblor grave de tu voz se adentre en el corazón de los hombres. Ni siquiera los ángeles pueden persuadir a los desdichados y desorientados hijos de la Tierra como puede hacerlo un ser humano a quien las ruedas de la vida han quebrado. En el servicio del amor sólo pueden servir los soldados heridos. Retírate.»
>
> Más tarde, la persona que fue sanada se alegró por su buena suerte y, antes de irse de la piscina de Betesda, se volvió hacia el médico y le dijo: «Pero primero ven conmigo a mi casa, una hora solamente. Mi hijo está sumido en oscuros pensamientos. Yo... yo no le comprendo, y sólo tú le has levantado otras veces el ánimo. Solamente una hora. [...] Mi hija, desde la

muerte de su pequeño, se oculta en las sombras, sin escucharnos... pero a ti te escuchará».

Por obra de mi propio dolor, me volví más sensible al dolor de los demás. Mis heridas me condujeron a los talleres. Y la razón de que esté escribiendo este libro, sin duda tiene que ver con la paciente que se sentó a mi lado durante un taller; ella también sentía dolor, y los dos necesitábamos saber cómo vivir. A los médicos se nos llama también «profesionales de la atención médica», y en cierto sentido es necesario que atendamos tanto *nuestras* propias heridas como las de los demás. En el proceso de sanación nos podemos ayudar los unos a los otros. Por eso te ruego que no ocultes tus heridas.

El médico y el paciente

Originariamente, los cuidados médicos incluían tres aspectos: rezar, enseñar y sanar. Cuando digo rezar, me refiero a que los médicos ayudaban a la gente a encontrar su fortaleza interior y su espiritualidad. Les ayudaban a sanar la vida, y también curaban las enfermedades. Con el paso del tiempo, los predicadores se han hecho cargo de uno de estos papeles, los maestros del otro, y los médicos se han convertido en mecánicos. Creo que lo que necesitamos es volver a reunir todas estas profesiones. Los profesionales sufren al estar limitados de esta manera.

En la religión judía, una interpretación libre de culpa del tratamiento de la enfermedad proviene de Maimónides, quien dijo que la base de la autorización para que el médico intervenga es el mandamiento, contenido en el Deuteronomio, de devolver los objetos perdidos. Esto se repite más de una vez en la Biblia, tal como dice el rabino David

Feldman en su libro *Health and Medicine in the Jewish Tradition* [Salud y medicina en la tradición judía]:

> Si encuentras un libro, dinero, una fruta, eso pertenece a alguien. No puedes quedarte esperando que la persona venga a recogerlo. Tienes que anunciarlo de un modo activo, enérgicamente, has de ir a la plaza del mercado y decir: «He encontrado un objeto perdido; quien pueda identificarlo, que venga en su busca». Decía Maimónides que así es como sabemos que el médico puede y debe curar. Él restablece la salud perdida. Si una persona ha perdido la salud, el médico, la enfermera y el resto del equipo, con las habilidades necesarias, pueden recuperar lo que ha perdido, y por consiguiente, tienen la obligación de hacerlo.

Cuando se piensa de esta manera en la enfermedad –y no que Dios quiere que uno esté enfermo, o que el cáncer es un castigo por algo que se ha hecho–, se puede ver cuánto más saludable es este punto de vista, y cómo Dios se convierte en un recurso. Es necesario que los médicos sepan algo de religión para que puedan ayudar a la gente a enfrentarse con la enfermedad en el contexto de su propia fe. Y esto incluye citar la Biblia y ser consciente del problema de la culpa.

En un discurso que jamás llegó a pronunciar, Andre E. Hellegers decía:

> A medida que las ramas de la medicina consagradas a la atención y el cuidado perdían gradualmente terreno ante las orientadas a la curación, parecía que se hacía menos uso de las virtudes cristianas. Creo que las antiguas virtudes cristianas no tardarán en volver y en ser revalorizadas. Nuestros pacientes necesitarán el auxilio de una mano, no el de un bisturí. No es este el momento de hacer desaparecer un modelo médico pobre en recursos tecnológicos. O reconquistamos las virtudes cristianas del cuidado, o terminaremos por exigir una muerte inducida para alcanzar una sociedad libre de malestar.

Yo hablaría más bien de «virtudes espirituales» que de «virtudes cristianas». Pero quizá lo que Hellegers describe ya se haya producido. El hecho de que *Final Exit,** un libro sobre cómo suicidarse, se convierta en un *bestseller*, nos dice mucho sobre esta tendencia.

El doctor Deepak Chopra cuenta en su libro *The Return of the Rishi: The Doctor's Search for the Ultimate Healing* [El retorno del rishi: Un médico que busca la curación definitiva] que cuando era médico interno lo llamaron para que certificara la muerte de un hombre y se la comunicara a su familia. Explica que todo era médicamente correcto, pero malsano:

> [...] Los aparatos estaban dentro de la habitación y la familia fuera. Eso me llamó la atención. En la India, la familia está en la habitación y los aparatos en ninguna parte.

Y continúa diciendo que muchas personas creen actualmente que el sistema médico de Estados Unidos necesita mejoras, y quizás una drástica reestructuración general. Después de pasar dos años en este país, él pensaba que había entendido El Sistema: consistía en miles de hospitales y cientos de miles de médicos. Pero

> [...] si lo desmantelas hasta llegar a su unidad básica, el sistema médico sólo incluye a un médico y un paciente, nada más que dos personas. Y es necesario que entre ellas haya un intercambio personal, en que el médico desempeñe un papel y el paciente el otro. Si el intercambio sale bien, tenemos la práctica de la medicina. Si sale mal, tenemos problemas.

El doctor Chopra describe su reacción ante un paciente: «Estábamos ligados por emociones que trascienden la perso-

* Hay traducción al castellano: Derek Humphry, *El último recurso*, Tusquets, Barcelona, 1992. *(N. de E.)*

nalidad. Lo que nos vinculaba era el amor. Un paciente ocupa en mi vida una posición privilegiada, que nada más puede explicar».

Los sentimientos sólo se dan en profundidad, dice el doctor Chopra, cuando el médico está totalmente dispuesto a aceptar su responsabilidad. Si hay alguna clase de miedo a la enfermedad, de rechazo del paciente o de apego a la autoridad, entonces la medicina convencional no puede convertirse en lo que debería ser, un arte, y no pasa de ser un vulgar comercio:

> Cada vez estoy más convencido de la posibilidad de la trascendencia, porque, cuando me encuentro frente a frente con los pacientes, he llegado a sentir que yo soy ellos. Pierdo la sensación de que estamos separados. No lo estamos. Puedo sentir su dolor tal como ellos lo describen. Puedo entenderlos sin culparlos, y quiero que se pongan bien, porque así yo también me pondré bien.

Carl Jung hablaba de la forma en que el médico debe estudiar la historia del paciente. En *Erinnerungen, Träume, Gedanken** escribía:

> Los diagnósticos clínicos son importantes puesto que dan una cierta orientación, pero no ayudan en nada al paciente. El punto decisivo es la «historia» del paciente, pues descubre el trasfondo y el sufrimiento humanos, y sólo entonces puede determinarse la terapia que hay que aplicar.

La historia es la metáfora del paciente, que puede ayudarnos a ver el interior de un individuo, a abrirnos paso con suavidad hasta lo que realmente es importante para esa persona. De esta manera, penetramos en el espacio sagrado del

* Hay traducción al castellano: *Recuerdos, sueños, pensamientos*, Seix Barral, Barcelona, 1991. *(N. del E.)*

individuo a quien tratamos de ayudar. No nos quedamos afuera, escribiendo recetas, sino que más bien, como camaradas de guerra, nos adentramos en el calor de la batalla y en lo más sagrado de la vida de esa persona.

Aprender de los pacientes

Hace años que empecé a darme cuenta de que el mayor de nuestros recursos es la gente a quien atendemos. Cuando empecé como médico interno, muchas enfermeras y muchos pacientes me decían cómo podía ser mejor médico. Yo suponía que eso lo hacían con todos, pero más adelante me di cuenta de que no era así. Y ahora pregunto a los médicos jóvenes si alguna enfermera o algún paciente les ha dicho alguna vez cómo pueden ser mejores médicos. Si me dicen que sí, ya lo son, porque eso quiere decir que están abiertos y se muestran vulnerables, por lo cual los pacientes no tienen miedo de hablar con ellos y de hacerles preguntas, ni siquiera de criticarlos.

Médicos, os ruego que seáis abiertos con vuestros pacientes. Estad presentes cuando uno de ellos se muere. Estad con la familia. Dejad que sean ellos quienes os apoyen. Decid algo elogioso en el funeral. Yo lo he hecho, porque la gente me ha pedido que comparta su vida, que cuente cosas sobre la vida. Esto me ha llevado a enfrentarme a mi propia mortalidad, a mi propia muerte, y entonces he adquirido valor para estar presente y compartir mi vulnerabilidad. He aquí lo que quisiera decir a todos los médicos: Enfréntate con tu mortalidad, con tu muerte, con tu condición humana, y tus acciones te ayudarán a convertirte en un auténtico sanador.

Una mujer que está encarcelada me escribió para decirme que cuando llegó a la prisión le dijeron que era portadora del virus del sida. Leyó mis libros, escuchó cintas de meditación y sintió que todo eso la ayudaba. Unos meses después pidió que le repitieran las pruebas. La doctora la llamó a su despacho y le dijo que los resultados eran imprecisos y que quería hacerle otro análisis.

> Yo no sabía que el resultado de la prueba había sido negativo y que ella no podía creerlo, de modo que me sacó otra muestra de sangre para analizarla. Una semana después me llamó otra vez para decirme que el resultado del análisis del VIH era negativo, y que el anterior también lo había sido. Las dos lloramos mucho. La doctora dijo que o bien el resultado de la primera prueba que me habían hecho era falso, o en mi vida se había producido un milagro. Yo opté por creer lo segundo.

Lo que quiero destacar de esta carta es la maravillosa respuesta de la doctora al llorar con su paciente, pero después volvió a la actitud típica del médico: «El resultado de la primera prueba fue falso o esto es un milagro». En cambio, podría haber dicho: «El resultado de la primera prueba quizá fue falso o esto puede ser un milagro, pero tal vez hiciste algo que yo debería saber. ¿Por qué no me lo cuentas?». La mujer podría haberle hablado de los cambios que había introducido en su estilo de vida y así haber enseñado a la doctora algo que ésta podría transmitir a otras personas. Los médicos seguimos hablando de cosas como «suerte» o «remisiones espontáneas». Ya es hora de que aprendamos de la gente que ha sobrepasado todas las expectativas.

Algunos de estos casos están documentados. En Estados Unidos, el Instituto de Ciencias Noéticas está publicando una colección de más de cuatro mil casos que van desde remisiones espontáneas a sanaciones de naturaleza espiritual, para ponerlos al alcance de los médicos y del público en general. Y vale la pena considerar la futura evolución y el potencial del cuerpo tal como los describe Michael Murphy en su libro *The Future of the Body* [El futuro del cuerpo], donde pasa revista a algunos de los fenómenos extraordinarios documentados de que son capaces los seres humanos.

He trabajado con suficiente gente como para saber que en la mente hay un conocimiento de lo que está sucediendo en el cuerpo. Conozco a personas que tienen conciencia de su propio recuento sanguíneo, que pueden controlarlo, que cuando el oncólogo les dice que el recuento está demasiado alto y que necesitan más quimioterapia, responden:

–No, de mi recuento sanguíneo me encargo yo. Si está demasiado alto, ya me ocuparé de bajarlo.

Y salen de la consulta y se van a su casa a trabajar en ello, y cuando vuelven, el oncólogo se queda encantado con el recuento. Tendríamos que estar abiertos a esta posibilidad de toma de conciencia, y usarla. Pero probablemente los médicos seamos los más difíciles de convencer, porque estas cosas no forman parte de nuestra experiencia ni de nuestra formación profesional.

Aprende de tu experiencia

También podemos ser nuestros propios maestros. No sólo hemos de aprender de los demás. Hay veces en que podemos levantar nuestra propia antorcha y, al iluminar nuestra senda, iluminamos también el camino de otras personas, tanto médicos como pacientes.

Me gustaría hablar del dolor de una médica escrupulosa que me escribió para decirme: «Me he equivocado en un diagnóstico, y ahora parece que el paciente va a morir. Me he dado de baja por gripe para tener tiempo de ocuparme de mis sentimientos».

Esta doctora, con muchos años de experiencia, se equivocó en el diagnóstico de un carcinoma de colon, aunque su procedimiento inicial era muy adecuado y se habían realizado todas las pruebas. Los síntomas fueron atribuidos a irritación intestinal hasta que en pruebas posteriores se comprobó que había metástasis en el hígado. La doctora sigue diciendo:

> En parte tengo miedo de volver al trabajo, cosa que debo hacer mañana; temo causar nuevos daños por error u omisión. Me doy más cuenta que nunca de la enorme responsabilidad de ser médico, y de pronto no estoy segura de querer asumirla. Sin embargo, cuando las cosas van bien, amo mi trabajo y siento como una bendición el hecho de poder ayudar a los demás. Lo que me cuestiono es cómo vive uno con errores que le cuestan la vida a la gente. ¿Cómo encara usted personalmente la responsabilidad de ser médico? ¿Cómo me puedo perdonar a mí misma para seguir adelante?

Creo que, en cierto sentido, todo este libro es una respuesta a estas preguntas, pero también sé que uno debe ver su propia condición humana y su propia falibilidad no como un signo de fracaso, sino como un simple signo de humanidad. Evidentemente, creo que todo médico debe ser un buen mecánico y conocer su oficio y sus materiales. Pero somos humanos, y también necesitamos perdonarnos cuando no somos perfectos. Y por encima de todo, yo diría que es necesario que la sanación se dé entre el paciente y el médico. Nos perdonamos mutuamente cuando admitimos que somos humanos, y no lo hacemos cuando intentamos jugar a ser Dios y sentimos que deberíamos ser perfectos.

Si esta doctora hubiera ido a ver al paciente para decirle lo que me dijo a mí, eso le habría sido a ella de gran valor para sanar. ¿Qué habría pasado si le hubiera enviado al paciente esa carta diciéndole cómo se sentía? Yo me atrevo a decir que habría recibido en respuesta una carta del paciente diciéndole: «Por favor, doctora, ya sé que usted se preocupó y que la culpa no es suya. Le ruego que siga ayudando a otras personas y no deje la medicina. Si usted no se hubiera preocupado, yo no la querría como médico». Pero cuando estamos asustados y nos encerramos en nosotros mismos y actuamos mecánicamente y dejamos de sentir y no hacemos más que pensar, entonces nos morimos por dentro, y el resultado son procesos por negligencia y conflictos. Es necesario que nos escuchemos los unos a los otros para compartir el dolor; entonces puede producirse la sanación.

Otro médico me preguntó: «¿Cómo se enfrenta usted, como profesional, con el duelo, sin dejar de ser eficaz y útil para sus pacientes y las familias de éstos, sin sentirse destrozado? ¿Cómo sobrevive a su condición de médico, con todo lo que ésta conlleva de dolor, responsabilidad y culpa?».

La respuesta es: «Con dificultad». Como médico, sueñas con las operaciones que vas a realizar porque estás preocupado por hacerlas bien. Y te duele cuando muere alguien que es una bella persona. Te sientes destrozado en el quirófano cuando no puedes curar un cáncer, cuando no puedes extirparlo. Y por todo ello empiezas a abrir los ojos, a darte cuenta de que tienes algo más que ofrecer a la gente: puedes quedarte con ellos, y cogerles de la mano.

Puedes ayudarles a vivir durante el tiempo que tienen.

Brindar apoyo, amor y atención, no abandonar a la gente... eso es lo que te saca adelante. Y a cambio recibes un enorme regalo, el amor de muchas personas increíblemente valientes que te enseñan a dejar de tener miedo, de enojarte y de resentirte, y a saber, simplemente, que las dificultades son algo intrínseco en la vida.

Robert Murphy, un estudiante de tercer curso de Medicina, escribió un artículo titulado «El primer día» para el *Journal of the American Medical Association*; en él hablaba de su primera experiencia en la unidad coronaria. Fue algo terrible. El médico interno le dijo: «Abandona ahora, que todo va a empeorar». Murphy comenta que a medida que transcurría el día se fue sintiendo cada vez más estúpido. Le hacían preguntas que él no sabía responder porque no estaban planteadas como las de los exámenes. Las enfermeras le perseguían constantemente, haciéndole más y más preguntas. No tuvo ni tiempo para comer. Y finalmente, cuenta: «Me dijeron que pinchara al señor Hunt para analizar las enzimas cardíacas. Yo sólo había extraído sangre a tres compañeros de clase (y a uno de ellos sin resultado)». Cada vez que cuento esta historia, me detengo en este punto para preguntar qué diferencia de trato se percibe en el modo de hablar de Murphy. Observa que «pincha» al señor Hunt y «extrae sangre» a sus compañeros de clase. Ya está despersonalizando al paciente. Y Murphy sigue contando: «Como le palpaba una bonita vena en el brazo izquierdo, ya estaba a punto de pinchársela cuando me dijo: "Creo que no tendría que hacer la extracción tan cerca del gotero intravenoso". Hasta los pacientes sabían más que yo».

Pero le costaba extraerle sangre, y después de haberlo intentado tres veces inútilmente, él y el señor Hunt se pusieron a hablar, y Murphy le explicó la razón por la cual lo habían ingresado en el hospital y la naturaleza de las pruebas que le estaban haciendo. Finalmente, a causa de las dificultades que tenía, decidió ir a buscar al médico interno, pero el señor Hunt le dijo: «No, pruebe otra vez. Estoy seguro de que podrá». Y pudo. Cuando estaba a punto de irse, el señor Hunt le comentó: «Usted es uno de los estudiantes de medicina, ¿no?». El interrogado asintió con la cabeza y confesó que el señor Hunt era su primer paciente.

–Hace dos días que nadie se ha sentado un momento a decirme una palabra. Sé que usted es muy listo y muy buen chico. Estoy seguro de que será buen médico.

Murphy termina su relato diciendo que fue un primer día excelente.

Conozco a médicos que hablan con sus pacientes y son sancionados, por perder el tiempo, con una reducción en su salario. Hazte oír como paciente. Ayuda a cambiar el sistema.

De la misma manera, en mi propia práctica me di cuenta

de que podía decir a los pacientes: «Hoy tengo un día de perros». Y eso incluía a pacientes que estaban en cuidados intensivos, conectados a un respirador. Recuerdo con gran emoción la visita que le hice a una mujer de veintitantos años, una enfermera con un cáncer que se le había extendido a los pulmones. La única forma en que podía respirar era con un respirador. Fui porque la familia me había pedido que la ayudara, pero no sabía qué podría ofrecerle. Cuando entré en la habitación y ella me vio, se sentó, me tendió los brazos y me abrazó. En realidad, ella me cuidó a mí. Desde entonces ya nunca más tuve miedo de visitar a nadie, porque sé que podemos darnos cosas el uno al otro y que podemos sentir dolor y sufrir juntos.

Virginia Schafer, una enfermera que se pasa doce horas diarias trabajando en la sala de urgencias y en la unidad de cuidados intensivos de un hospital, me escribió sobre algo que yo había mencionado en un taller. Una madre me confió en una ocasión que su hija había muerto debido a un accidente de coche. A pesar de su insistencia en preguntar al personal, no le dijeron que la niña se estaba muriendo ni le permitieron estar junto a su lecho, y cuando fue a ver al neurocirujano para decirle cómo se sentía por el trato recibido, éste le cobró cincuenta dólares por la visita. Virginia Schafer decía en su carta que es sumamente difícil tratar con un padre o una madre que está sufriendo un *shock* emocional:

> No somos unos desalmados insensibles que por pura maldad mantienen a la madre lejos de su hijo. Sólo somos seres humanos que intentamos mantener con vida al niño, preparándonos para nuestro propio trauma emocional y al mismo tiempo para un posible proceso por negligencia. Con frecuencia la gente se ha enfadado conmigo porque no tenía a nadie más con quién enojarse. Y yo tengo, además, el don de poder sentir gran parte del dolor de una madre, de una esposa o de un niño.

Virginia estaba resentida conmigo por no presentar, por así decirlo, los dos lados de la cuestión. Pero lo que quiero señalar es que, así como ella, probablemente, siente el dolor más que la mayoría de los médicos o enfermeras (o no habría reaccionado como lo hizo ante esa historia), lo que necesitamos es hacer que cada uno conozca las necesidades del otro. Lo que sana es escuchar y comunicarse. No podemos curar los problemas de los demás, pero sí podemos cuidarnos los unos a los otros, y creo que si a esa madre también la hubieran cuidado, o si le hubieran dicho lo que esta enfermera dijo en la carta que me envió –«todo esto también es doloroso para nosotros, que estamos luchando para salvar la vida de su hija»–, entonces esa madre se habría sentido de otra manera.

En la obra teatral de Arthur Miller *La muerte de un viajante*, Linda, la mujer de Willie Loman, dice lo siguiente de su marido:

> Yo no digo que él sea un gran hombre [...]. Pero es un ser humano, y le está pasando algo terrible. Por lo tanto, hay que prestarle atención. No hay que dejar que caiga en la tumba como un perro viejo. Sí, hay que estar pendiente de él; una persona como él merece sin duda mucha atención.

Nosotros, los médicos que «atendemos» al enfermo, ¿prestamos atención, escuchamos, estamos atentos a sus necesidades? Cuando ayudamos a otros seres humanos a enfrentarse con su mortalidad y a terminar su vida en un resplandor de gloria, en vez de caer en la tumba como un perro viejo, hemos hecho algo real, hemos logrado algo. Leí esto a un grupo de veterinarios, y me dijeron que ni siquiera un perro viejo debería morir sin que nadie lo atendiera ni consolara a sus dueños.

Cuando cambiamos nuestra visión del papel que tenemos como proveedores de toda clase de atención sanitaria, y no nos sentimos víctimas de nuestra profesión, entonces podemos, sin quemarnos, llegar a ser auténticos sanadores.

Arder, pero no quemarse

Uno de los secretos para «arder» en vez de quemarse es dar más de ti en tu trabajo. No intentes modelarte según la idea que tienes del papel de un «médico», porque te agotarás. Sé sólo tú, y esto significa cuidar de ti tanto como de tus pacientes, vivir lo que predicas y buscar apoyo para ti.

Un médico me escribió para hablarme, muy elocuentemente, de las presiones y las exigencias a que se veía sometido:

> ¿Cómo puedo compensar las exigencias de una práctica médica de dedicación completa con la necesidad de amarme y cuidarme a mí mismo? Aunque no trabajo tanto como antes, todavía dedico a mi profesión de cuarenta a sesenta horas semanales. Me resulta difícil atender a mi matrimonio, mi familia, las necesidades de mis pacientes y las mías propias. ¿Qué puedo hacer para no quemarme?

Tú y yo podemos evitar quemarnos si vivimos nuestra propia vida. Estás donde quieres estar. Tienes otras opciones. No eres una víctima. Escucha esa voz interior que te ayuda y te guía.

Una noche, hace muchos años, me despertó a las dos de la madrugada una llamada telefónica de la sala de urgencias del hospital. Al colgar oí una voz –y no era la de mi mujer– que me decía: «No quiero ir a la sala de urgencias». Y otra voz contestó: «Pero como estás en el cuerpo del doctor Siegel, tienes que ir». Las dos empezaron a discutir y yo pensé que probablemente tenía un colapso mental o emocional, o me había vuelto esquizofrénico. Las dos voces estaban de acuerdo en que, como se encontraban en el cuerpo del doctor Siegel, irían al hospital, pero que el doctor Siegel tenía que entender que si no le gustaba que lo despertaran a las dos de la madrugada para ir a la sala de urgencias, podía dejar de ser el doctor Siegel. Y de pronto me di cuenta de que esa había sido mi elección. Yo no era una víctima. No había razón para enfadarme con la gente de la sala de urgencias, ni con el personal ni con los pacientes. Esta experiencia me dejó en libertad de ser yo mismo y de darme cuenta de que quien decidía era yo, y de que podía decir basta si no me gustaba lo que estaba sucediendo.

Piensa por qué eres médico. Puede ser que te sientas como si estuvieras en una trampa, pero date cuenta de que no tienes la obligación de ser médico. Cuando te concedas la libertad de hacer alguna otra cosa, volverás a ser dueño de la situación.

Una vez que te des cuenta de que no estás en una trampa, dejarás de estar enojado con los que sientes que te obligan a acudir a la sala de urgencias, a estar lejos de tu familia. No puedes ser médico, padre, marido, amigo y muchas cosas más. Son papeles que uno desempeña, y tú tienes que decidir quién eres, y después vivir tu vida. Y evidentemente puedes compartir todo eso con tu familia.

Sé que elegí ser cirujano porque así tenía ocasión de hacer bastantes cosas que me interesaban. Ayudar a la gente, hacer investigación científica, seguir mi inclinación a arreglar cosas, a trabajar con las manos... podía combinar todo eso.

Pero también he aprendido que ser médico no es la única manera que tengo de ayudar a la gente. Puedo hacerlo de muchas otras maneras, sin dejar de realizar plenamente ningún aspecto de mi personalidad. Podría trabajar de ascensorista o servir bocadillos en el bar que tiene mi hijo en el metro. Piénsalo: puedo preparar los bocadillos, cortarlos, servirlos con guantes, como en la sala de operaciones, y sentirme de maravilla porque he servido a la gente y he hecho muchas de las cosas que me gusta hacer como cirujano. Hay trabajos que no están tan conectados con la enfermedad y que me alegraría hacer porque me permitirían relacionarme con la gente.

Sé de profesores de autoescuela, peluqueros, conductores de metro y otros que han cambiado a otras personas que se sentían atrapadas ofreciéndoles amor. Un conductor de autobús cambió las cosas sirviendo a los pasajeros pastas de desayuno los lunes por la mañana.

–Tenía que hacer algo –explicó–. Nunca había visto a tanta gente desdichada en un mismo lugar.

También sé de un guardián de escuela a quien le pidieron que pronunciara el discurso de iniciación de las clases porque los estudiantes saben que tiene sentido del humor y que se preocupa por ellos.

A la doctora Camille Schiano, las enfermeras la han felicitado por su forma de tratar a la gente, pero ella ha dicho:

> Temo haberme convertido en una vela vacilante. Los pacientes se me presentan como consumidores educados y me informan de su historia y de sus procesos judiciales. Los enfermos me llaman, muy amables, a toda hora. Entre mis colegas, son más los que leen el *Wall Street Journal* que ninguna otra publicación. Como me sentía preocupada, cansada, frustrada y asustada, decidí cambiar de profesión. Pensé dar clases en la escuela parroquial, pero no quisieron contratarme. Entonces intenté conseguir algo en el departamento de enfermería, donde hay varios trabajos en los que mi habilidad podría servir de algo. Bueno, pues me rechazaron porque sólo contratan enfermeras, así que sigo buscando.

Para cuidar a la gente no es necesario que te hagas sacerdote ni enfermera (ni tampoco, como yo pensaba, tiene uno que ser veterinario para poder abrazar a sus pacientes). Lo que se puede cambiar es la visión que tiene la doctora Schiano del papel del médico. Como dijo Bobbie ya hace años, yo podría ser «clerijano» y practicar la «clerijía» (que es una combinación del trabajo de cirujano y el del sacerdote o clérigo), y es necesario que esta doctora entienda que puede combinar todas las cosas que le interesan para ser la clase de médico que quiere ser.

Una vez que definimos cuál es realmente nuestro papel, podemos encontrar la felicidad. Pero si el tuyo es curar a la gente y no dejar que nadie se te muera, entonces seguro que te sentirás un fracasado.

Considera por qué estás haciendo lo que haces. ¿Te sigue gustando ser médico? Si no, piensa de qué manera podrías cambiar. Ahora, si me dices que quieres acumular suficiente dinero para tener más libertad, perfecto. Entonces tienes un objetivo y estás trabajando para conseguirlo. Pero es probable que empieces a darte cuenta de que no necesitas tanto dinero como pensabas para sobrevivir. Podemos reducir nuestra necesidad de dinero, y descubrir lo poco que en realidad necesitamos. Entonces puedes incluir en tu vida un poco de meditación, de jardinería, vacaciones, trabajo como voluntario y otras cosas que te den alegría y te hagan bien. No trabajes para ganarte la vida hasta el punto de no tener tiempo para vivir.

Si no haces lo que te gusta, ese vacío te atrapará algún día. Detente un momento, que sobrevivirás. Llegarás, créeme.

La vida te recargará las pilas y te renovará las células.

Y si efectivamente decides seguir siendo médico, no te quejes; has elegido las dificultades: vértelas con los formularios, el gobierno, el quirófano, las enfermeras y los pacientes.

No te propongas ser una etiqueta donde dice «médico». Sé sólo tú. Compártete con tus pacientes. Creo que esto es válido para cualquier profesión: si ves a la gente, si te relacionas con ella, es una alegría ejercerla.

La inteligencia nativa

Tú sabes a qué me refiero cuando hablo de ser un «nativo», y en un sentido o en otro, todos lo somos. Cuando un médico usa su inteligencia nativa básica, puede sanar en otro nivel.

En el número del 8 de enero de 1992 del *Journal of the American Medical Association* hay un artículo titulado «Un médico en su casa», escrito por la doctora Bernadine Z. Paulshock. Una médica fue a visitar y atender a una madre enferma, cuyos hijos tenían varicela. Después de dar instrucciones a la madre, se fue. Más tarde vino el pediatra a ver a los niños. Al día siguiente, la doctora llamó por teléfono a la madre, y ésta le dijo:

> El doctor M. hizo algo muy especial por nosotros. Después de irse, pasó por el supermercado y volvió trayéndonos leche, zumos, pollo asado y plátanos. Yo me quedé muy sorprendida. Y ni siquiera me dejó que le pagara. Realmente, es un médico estupendo.

Y así es cómo sanamos, con esos pequeños actos entre un ser humano y otro.

Una mujer me confió una experiencia que había tenido con su oncólogo, describiéndome cuán poderoso había sido para ella un simple acto:

–Una vez, después de hacerme el tratamiento, me ató los zapatos. De pronto, me sentí como un ser humano.

Cuando se comprometen con la vida de sus pacientes, los médicos pueden curar de maneras que ellos mismos no se esperan. Un médico me habló de una mujer que había ido a verlo con su hijo. Después de recetarles antibióticos, él le preguntó qué tal le iba en la vida y supo que su marido la había abandonado. Tras haberla escuchado un rato, se dio cuenta de que lo que ella necesitaba era el asesoramiento legal gratuito de Legal Aid, y le dio su número de teléfono; al irse, la mujer se olvidó de llevarse las recetas. Cuando volvió, una semana después, estaba sana y resplandeciente, al igual que su hijo. La visita a Legal Aid le había resuelto el problema. El antibiótico resultó innecesario. Alguien se preocupó por ella y le respondió, y la paciente, al sentir esperanza, fue capaz de seguir adelante.

El don de la esperanza

La esperanza es un recurso maravilloso para el médico. Hasta cuando las cosas parecen desesperadas, nunca es un error dar esperanza a una familia. No estoy hablando de mentiras, sino de esperanzas.

Conozco a muchas personas a quienes no les dieron esperanzas, y que hoy están vivas y se encuentran bien porque tuvieron fuerzas para salir adelante. Un hombre a quien hace cinco años le diagnosticaron el sida me escribió para darme una buena noticia. Les había pedido a sus médicos que le hicieran la prueba de anticuerpos del sida. Al principio, se mostraron renuentes, pero él estaba seguro de cuál sería el resultado y les pidió que le hicieran ese favor:

> [...] Finalmente los convencí, y el resultado de la prueba fue negativo, sin indicios de actividad viral. Para mí fue una confirmación maravillosa de lo que usted, Louise Hay y otros autores dicen desde hace tiempo. Realmente, el poder de la fe y de la convicción de que sabes lo que es bueno para ti a pesar de lo que te digan los demás puede obrar milagros. Gracias por su mensaje de esperanza.

«Le dice a la gente lo que quieren oír», dijo una vez un médico hablando de mí. También me han criticado porque doy «falsas esperanzas». Pero eso no es cierto. Las falsas esperanzas tienden a ser una interpretación de las estadísticas, y las personas no son estadísticas. Pero hay falsas «no esperanzas». Un enfermo de sida, aunque no se haya puesto bien, no me escribirá para decirme: «Usted me confundió diciéndome lo que yo quería oír». Eso es absurdo. Yo no digo mentiras, sino verdades.

No estoy negando la gravedad de muchas, muchísimas enfermedades. A pesar de que escribo estos libros, cuento con que algún día me moriré. Estoy hablando del potencial humano y de lo que puede suceder, y eso puedo compartirlo sincera y abiertamente con la gente, porque no significa decirles lo que ellos quieren oír, sino decirles que tienen una oportunidad de luchar por su vida, que no son condenados a muerte. Algunas personas desean oírlo; otras no quieren emprender la lucha. Pero los que quieren pelear por su vida, sí, eso es lo que desean oír: que hay una oportunidad. Y la hay para todos, y los médicos lo saben. Pero se quedan atrapados en la visión mecanicista y estadística del mundo y dejan de ver a las personas. Yo veo a las personas porque hablo con ellas, porque leo mi correspondencia, me encuentro con la gente y sé lo maravillosos que son todos y de qué son capaces.

La esperanza no es estadística, y los individuos se recuperan. Siempre habrá alguien que sea el primero en recuperarse de cualquier enfermedad.

Yo recibo muchas llamadas de personas cuyas enfermedades no puedo curar, y de sus familias. No puedo prestarles ayuda físicamente, pero las escucho, y cuando he terminado de escuchar ellas se sienten más fuertes porque entienden mejor su situación y las opciones que tienen.

Cuando, en tu condición de profesional, trates con la familia de un paciente gravemente enfermo o incapacitado, has de estar por esas personas. Apóyalas, cuídalas, interésate por ellas. Llámalas, visítalas. Es un gran don entrar en un hogar, ver lo valerosa que es la gente y dejarte restablecer y sanar por ellos. Una visita a su casa o una llamada telefónica pueden ser todavía más beneficiosas para ti que para la familia.

No sientas que has fracasado porque no puedes devolver la salud a todo el mundo ni hacer desaparecer todas las enfermedades. La gente necesita apoyo. Te agradecerán profundamente la esperanza, el amor, el sentido del humor.

Nadie se enfada porque le den esperanzas. Jamás he recibido una carta donde alguien me dijera que yo le hice reír y le di esperanzas, pero como de todas maneras se va a morir, está furioso conmigo. En cambio, en vestíbulos, aeropuertos, escaleras y en todas partes la gente me detiene para darme las gracias.

–Aunque alguien a quien amaba murió –me dicen–, quiero agradecerle todo lo que aportó a nuestra vida.

El hospital del futuro

El doctor Richard Selzer, un antiguo compañero de quirófano, reflexiona sobre la naturaleza del hospital en su libro *Down from Troy: A Doctor Comes of Age* [De regreso de Troya: Un médico se hace adulto]:

> El hospital difiere de aquellos antiguos edificios en donde se encerraba a los seres vivientes en que el espíritu de la casa entra en ella *después* de su construcción y cuando ya está en uso. Este espíritu nace del sufrimiento y la muerte de quienes han ocupado el edificio. Año tras año, su espíritu va siendo recreado a medida que dentro de sus muros se libera el sufrimiento de los enfermos.
>
> Pero, me preguntáis, ¿qué tiene que ver todo esto con la arquitectura de un hospital? Y me decís que las fuentes y los carillones de viento, la santidad del ladrillo, la vitalidad de la

madera, los espíritus de la casa... son las fantasías de un escritorzuelo que ni siquiera es capaz de leer los planos. Y yo pregunto a mi vez dónde está el arquitecto que, sin sacrificar la funcionalidad ni lo práctico, es capaz de pensar en el hospital como en una embarazada cuyo cuerpo está ocupado por un ser humano que entra en ella, se queda allí durante un tiempo y finalmente se va. ¿Dónde está el arquitecto que, desde el momento mismo en que inicia su diseño, tiene conciencia de que, terminado ya su hospital, en cada habitación alguna vez morirá alguien? ¿Quién, mientras está sentado ante su mesa de dibujo, se detendrá a sentir sobre los antebrazos desnudos el hálito helado de su mortalidad? Un día, también él ingresará en ese edificio, no como arquitecto, sino como un paciente sumido en la más tremenda necesidad. Si me equivoco, y si estas emociones humanas no pueden tener expresión en la arquitectura, pues entonces es hora de poner el hospital en manos de los escritores, para que lo construyan a partir de palabras y de sueños.

¿Cómo debería ser el hospital del futuro? La palabra «hospital» se deriva de «hospitalidad». Y, para beneficio tanto de los pacientes como del personal, el hospital debería convertirse en un lugar más hospitalario. A mí me gustaría ver que en los hospitales hay reuniones de grupo para enfermeras, médicos, asistentes y el resto del personal, de modo que puedan comunicarse los unos con los otros y expresar sus sentimientos en vez de descargarlos sobre los pacientes.

Un hospital debería tener una sala de meditación y un cuarto de estar para que el personal y los pacientes pudieran acudir a estos lugares en busca de paz y de calma, y también de información sobre la forma de sanar y curar sus males.

Durante mi formación como médico me enseñaron mucho sobre la enfermedad y la materia, pero muy poco sobre el espíritu. Que yo recuerde, sólo una vez me pidieron que rezara, y eso fue justo antes de una intervención para separar a unos siameses. La oración la dirigió el doctor

William Kiesewetter, del Hospital de Niños de Pittsburgh, que era pastor protestante además de cirujano. Bien sé yo la poca cabida, hasta cierto punto, que tiene la espiritualidad en la mayoría de los hospitales y en la formación de los médicos. (Uso específicamente la palabra *espiritualidad* en vez de *religión* porque sé que en ocasiones esta última puede crear culpa y ser más bien una desventaja que algo positivo.)

Una capilla de buen tamaño sería muy de desear, en vez de una escondida detrás de la puerta del fondo, donde nadie pueda encontrarla. Yo haría que la espiritualidad formara parte de la institución y tendría el personal de capilla necesario a disposición de los pacientes.

Cuando, hace varios años, se reconstruyó el Yale Hospital de New Haven, la capilla, que antes había estado cerca de la puerta de entrada, se convirtió en una habitación de la mitad de su tamaño anterior y situada junto a la puerta de atrás, donde pasaba inadvertida para casi todo el mundo. Y durante todos los años que yo me he sentado allí a meditar y rezar, jamás me he encontrado con otro médico, aunque sí con otros miembros del personal del hospital. Rezar con esas personas y estar junto a ellas en ese sitio es una enorme ayuda. Al hacerlo, ayudamos a unir el hospital, y en verdad, si rezas con el técnico de rayos X, luego es difícil que te enfades con él por tener que esperar unos minutos de más por una radiografía o porque la máquina no le funciona bien. Simplemente, tienes una sensación diferente de la vida y del hecho de estar juntos en esto. Creo que la mayoría de los médicos, debido a su falta de preparación a este respecto, no cuentan con este recurso adicional. (Mientras escribo esto, el Yale Hospital de New Haven está construyendo un pabellón para niños y, de paso, ampliando la capilla e introduciendo muchas cosas que fueron suprimidas años atrás. Creo que también el hospital está tomando conciencia de las necesidades de los pacientes.)

Se han realizado estudios sobre el efecto que se registra

en los pacientes cuando un sanador los toca o los trata, en comparación con lo observado en personas que no han sido tocadas ni tratadas por un sanador. He pensado que sería buena idea hacer un estudio en el cual la gente pueda mandar a los grupos de oración el nombre de amigos o familiares enfermos y ver qué sucede con la evolución clínica de cada individuo. Presenté esta idea a algunos médicos que conozco, sugiriéndoles la realización de un estudio controlado en el cual se rezara por la mitad de los pacientes, pero no por la otra mitad, sin que los médicos supieran qué pacientes integran cada grupo. Al final del estudio se podría ver quiénes se habían ido antes a casa, quiénes necesitaban menos medicación contra el dolor y a quiénes les cicatrizaban con más rapidez las heridas. Pero la reacción general de los médicos fue un «no». Y creo que la razón de ello es que se sienten incómodos con la idea, porque si ésta resultara válida, es muy probable que les removiera los cimientos. Si vamos a cambiar el mundo, tenemos que estar dispuestos a mirar de frente sus misterios, igual que cualquier otro grupo de científicos que no temen mirar aquello que no son capaces de explicar.

Anatole Broyard, que durante muchos años escribió para el *New York Times*, describió algo sumamente significativo cuando le apareció un cáncer de próstata. Hablando del hospital, dijo:

> Es probable que para ayudar a que el médico llegue al paciente, y a que el paciente llegue al médico, haya que modificar el estilo del hospital, que debería parecerse menos a un laboratorio y más a un teatro, como en verdad sería adecuado, ya que no hay otro sitio donde se den situaciones más dramáticas. Es probable que la atmósfera de laboratorio se haya originado en la idea de asepsia, de evitación del contagio. Al principio, lo que protegía al paciente era la esterilidad del hospital, pero ésta ha ido demasiado lejos: se ha esterilizado también el pensa-

miento del médico y, en su totalidad, la experiencia del paciente en el hospital. Se ha esterilizado la idea misma de enfermedad, hasta el punto de que no podemos sacar a relucir pensamientos sucios referentes a ella. Pero el enfermo necesita el contagio de la vida.

Con este espíritu llevaría yo el arte y la música al hospital, para ayudar a la gente a enfrentarse con su miedo, su dolor y su tristeza. Y eso incluye a los niños tanto como a los adultos. Si la gente quiere participar, perfecto. Si no quieren, nadie les obliga a hacerlo. Pero por lo menos los servicios, la atención, estarán ahí.

Piensa en todo el tiempo que se pasa la gente en las salas de espera. ¿No sería estupendo recibir un masaje o tener una sesión de visualización guiada mientras esperas tu terapia? Podrías disponer de auriculares y una grabadora para, mientras estás allí esperando, poder trabajar con tu ansiedad y concentrarte en lo que pueda ayudarte. En un folleto informativo sobre las artes curativas publicado recientemente por el Instituto para el Fomento de la Salud, hay un artículo de Barbara Graham titulado «La medicina del arte». La autora describe lo que se está haciendo en los centros médicos. Por ejemplo, en el Sloan Kettering Cancer Center de la ciudad de Nueva York se utiliza música para calmar el dolor. Los veteranos de Vietnam de Louisville, Kentucky, están participando en un proyecto piloto en el que trabajan con escultura, dibujo y música como maneras de tratar los trastornos provocados por el estrés. El doctor Joel Elkes, director del Programa de Artes en la Medicina de la Facultad de Medicina de la Universidad de Louisville, dice que al parecer de alguna manera el arte activa el sistema de curación, y que probablemente en el futuro los médicos prescribirán el arte como terapia. El doctor Elkes y la Facultad de Louisville están ayudando a cambiar la formación médica al preparar a estudiantes sensibles y atentos a sus pacientes, que seguirán siendo así cuando se conviertan en médicos.

En otras instituciones se usa la música como una forma de controlar el dolor, por oposición a las medicaciones tradicionales. En algunos centros se utilizan las emisiones de diversos canales de televisión para presentar música e imágenes, y yo pienso en lo poderoso que es como instrumento, en todas las instituciones, el circuito cerrado de televisión. Está allí, en la habitación. ¿Por qué no ofrecer música, sonido e imágenes para ayudar a sanar a la gente, para compartir y educar? Eso sería muchísimo mejor que lo que con frecuencia se ve: personas inmovilizadas, conectadas a respiradores, mirando con aire ausente los telediarios o algún horrendo serial que, desde luego, no dan a nadie ganas de sanar, y que incluso pueden provocar más desesperación y depresión. Como dice Bobbie:

–¿A quién puede ocurrírsele mirar *Hospital general* mientras está en la UCI?

La televisión podría ofrecer meditación, humor, sanación... y al hacerlo ahorraría un tiempo enorme al personal de enfermería. La gente podría ver los tratamientos que les van a aplicar, y también ejemplos de los éxitos que se obtienen con ellos. Habría entrevistas con otros pacientes con las mismas enfermedades, sometidos a las mismas operaciones e iguales procedimientos.

Cada vez vemos con mayor claridad la forma en que el sonido puede afectar a la presión sanguínea, el funcionamiento del corazón y la respuesta inmunitaria. Yo me di cuenta hace años, porque llevaba música a la sala de operaciones, para mi beneficio, el de las enfermeras y el de los pacientes.

Un estudio realizado en Yale reveló que es posible modificar el electroencefalograma y relajar a la gente con el aroma del pastel de manzana con especias. Pues a mí no me sacan de la cabeza que si cuando entras en el quirófano allí oliera a café y pastel de manzanas con especias, se oyera música sedante, te vieras rodeado de colores agradables y todos te tocaran con suavidad, sabrías que estás en un lugar de sanación. Y podríamos individualizar los aromas, colores y sonidos para cada paciente.

No es necesario que un mismo médico use todas estas técnicas, pero el que las conozca y sepa usarlas puede guiar al paciente.

Nadie debería tener que decir: «Me dijeron que tenía cáncer y después el médico se fue. No vino nadie a mi habitación para decirme cómo vivir con el cáncer». En una reciente investigación, la American Cancer Society ha demostrado que cuando se inició un cursillo de seis semanas para ayudar a la gente a enfrentarse con el cáncer, los pacientes tuvieron menos recurrencias y la estadística de supervivencia mejoró. El estudio del doctor David Spiegel confirma estos resultados. Es necesario seguir con esta línea de investigación.

Creo que en el hospital deberíamos tener una organización que se haga cargo y responda cuando a la gente le dicen que tiene cáncer, sida o esclerosis múltiple, o que necesita una operación. Alguien podría ir a ver al paciente, sentarse y preguntarle:

–¿Cómo está? ¿Cómo se siente? ¿Podemos ayudarle a afrontar esta situación? ¿Hay algo que quisiera preguntar?

Así, no nos limitaríamos a abandonar a la gente. Las enfermeras me cuentan que ven a los médicos hacer una biopsia, enterarse de que la persona tiene cáncer, quedarse cuarenta y cinco minutos sentados en el vestuario para controlarse y después, cuando van a ver al paciente, decirle bruscamente: «Es un cáncer», y desaparecer.

¿Qué digo yo? Ve a pasarte los cuarenta y cinco minutos sentado *con* el paciente. Sufre con él y exprésale tus sentimientos. Los pacientes necesitan a alguien que esté con ellos y por ellos cuando reciben una noticia tan catastrófica, no a alguien que se vaya y los deje sentados en una habitación a solas, preguntándose a dónde irá a parar su vida.

Hace ya muchos años me dijeron que un miembro de mi familia tenía una enfermedad muy grave, progresiva e incurable. Me lo dijeron en la cafetería del hospital. El doctor estaba sentado a la mesa, frente a mí, y me dio la noticia. ¿Qué se esperaba que hiciera yo allí, en plena cafetería? ¿Llorar, reírme, hablar, contestar? Qué ridículo es esto, pensaba yo, y qué furioso estoy. Aquel hombre se estaba protegiendo y se mostraba insensible a mis necesidades y las de mi familia. Tuve que aprender de la peor manera cómo encarar esas situaciones. Hoy, aquel miembro de mi familia está bien, y todas las ideas terribles que me pasaron por la cabeza no se concretaron. Pero tuve que convertirme en un nativo muy de prisa. Además, me di cuenta de que aquel médico no estaba tratando de ser cruel... simplemente, no entendía nada.

Pero habría sido estupendo que en aquel momento hubiera llegado alguien, se hubiera sentado conmigo y me hubiera dicho:

–Oye, este es un patán insensible que no sabe cómo tratar a la gente. Pero el problema es *suyo.* No ha recibido la preparación apropiada. No es un médico, sino un turista. Y tú, ¿cómo te sientes? Ven, que te presentaré a otra persona con el mismo problema, a un nativo. Piensa que nosotros no conocemos el futuro, ni tú tampoco.

Así se me habría restablecido la esperanza, pero en cambio tuve que hacer el esfuerzo de buscar cómo expresarme, cómo hablar con la familia. Y todo eso me salió muy mal, porque procuré hacerme el fuerte y llevar yo solo la carga de toda la familia. Terminé sintiéndome agotado y harto de engañar a la gente y de buscar excusas. Y así aprendí lo importante que es compartir, porque los demás fueron capaces de afrontar la situación, e incluso de apoyarme.

Tengamos gente con la formación necesaria para ayudarnos. Tengamos todos los servicios de apoyo a nuestro alcance... no sólo en lo técnico, sino «servicios humanitarios» que nos ayuden en cuanto seres humanos.

Los hospitales no sólo han de tratar la enfermedad, sino que deben enseñar a vivir a la gente, a prestarse apoyo mutuamente, de modo que cuando los pacientes salgan del hospital hayan aprendido algo sobre sí mismos y sobre cómo seguir viviendo. Entonces, al volver a incorporarse al mundo, pueden decir que la hospitalización fue un don para ellos, por lo mucho que les enseñó.

7

Reflexiones: Espiritualidad, religión y sanación

[...] Un destacado científico ruso, especialista en la química del cerebro, descubrió la religión ya de adulto y [...] en una entrevista le preguntaron cómo podía un científico aceptar de repente la religión. El interrogado dijo, entre otras cosas: «Recuerdo la primera vez que intenté rezar, sondear las profundidades de mi corazón y llegar a Dios. Mi mente científica me decía: "Eres un tonto. ¿Qué haces? ¿Con quién te crees que estás hablando?". Hasta el día de hoy sigue inspirándome un gran temor la idea de lo que me habría sucedido si en aquel momento no hubiera superado mi vacilación intelectual».

En un cuento jasídico, el discípulo va a hablar con el rabino y le dice: «Tengo un problema terrible. No puedo rezar. Intento decir las palabras, pero no pasa nada. No siento nada. ¿Qué debo hacer?». El rabino responde: «Reza pidiendo ser capaz de rezar».

HAROLD KUSHNER
Who Needs God?
[¿Quién tiene necesidad de Dios?]

El papel de la vida espiritual en la curación

A mí me educaron en la tradición judía y me eduqué en la creencia de que Dios nos fortalece y nos sostiene, de que es un recurso. Si pierdo la salud, Dios está ahí para apoyarme y ayudarme a recuperarla.

Sé que Dios nos ha dado la capacidad de autoinducir nuestra curación y que es una energía de amor, creativa e inteligente. Lo veo en las cosas más simples, como cuando una herida se cierra bajo una costra o un vendaje. ¿De dónde proviene esa maravillosa capacidad? Si ese potencial de autocuración no existiera, cualquier pequeño corte o rasguño haría que nos desangrásemos o que atrapásemos una infección mortal.

Cuando veo el hielo que flota sobre un lago, me doy cuenta de que el agua es el único líquido que al congelarse pierde densidad. Si pienso por qué flota el hielo, me doy cuenta de lo que sucedería con la vida que hay en ese lago si el agua empezara a congelarse desde el fondo hacia arriba. Escucho cómo un físico habla de la expansión del universo; dice que si la velocidad de expansión hubiera sido diferente en una billonésima parte, el universo no existiría. Y empiezo a preguntarme qué o quién hay detrás de todo esto. No me refiero a algún anciano sabio (o anciana sabia) instalado en el cielo y manteniéndose al tanto de todo, sino a esta increíble conciencia e inteligencia que existe en la vida, en la naturaleza, en nosotros. Lo que inspira mi espiritualidad es mi condición de científico, porque no puedo aceptar que todo esto sea una mera coincidencia.

Me gusta establecer una distinción entre las palabras «religión» y «espiritualidad». En nuestra cultura, veo que para mucha gente la religión puede ser una fuerza destructiva. En algunos casos, parece como si la religión dijera a la gente que se merece sufrir, que todos son pecadores y que la enfermedad es el castigo apropiado. Pero yo no puedo aceptarlo. Son reglas hechas por los seres humanos. Si uno acepta los mensajes de la espiritualidad y el amor, la gracia está al alcance de todos nosotros.

La religión puede brindarte protección y, en cierto sentido, sostenerte en la palma de su mano, o puede arrebatarte y poseerte. Pienso que con mucha frecuencia estamos poseídos por la religión. La espiritualidad es una fuerza curativa. En ella no hay reglas con respecto al amor de Dios ni a su capacidad para apoyarnos.

¿Cuál es el significado de la vida?

Cuando alguien pregunta: «¿Cuál crees tú que es el significado de la vida?», yo podría responder que la vida es una experiencia y una oportunidad. Su significado proviene de lo que cada cual decida hacer con la oportunidad que se le da.

Yo creo que estamos, simplemente, hechos para amar, y que lo que necesitamos es decidir nuestra manera de amar al mundo. Entonces el lunes por la mañana, cuando te levantas, no tienes por qué tener un ataque cardíaco, porque estás escogiendo tu propio sendero. Piensas con ilusión en la mañana del lunes y en tu manera de contribuir en el mundo.

Para mí, el Jardín del Edén representa el lugar donde el amor *debe* existir. Pero eso se volvería pesado: imagínate estar todo el día diciéndonos los unos a los otros que nos queremos. Una vez que salimos del Jardín y entramos en un lugar donde el amor es una opción, entonces realmente la cosa tiene sentido. Creo que estamos aquí para tratar de devolver el amor que creó el universo, y para hacer de este planeta un lugar donde se ame a los niños y donde la contaminación y la autodestrucción se acaben porque nos amamos a nosotros mismos y por lo tanto podemos difundir ese amor. La escritora Alice Walker dice que siempre deberíamos preguntarnos: «¿Es bueno para los niños?». Espero que podamos aprender a ver el mundo y a vernos a nosotros mismos como se ven los iroqueses, que a la hora de tomar decisiones piensan en función de las próximas siete generaciones. También nosotros deberíamos incorporar esta visión a nuestra vida.

Estamos aquí para amar. Pero eso es algo que tiene que darse libremente, no como una carga. Cuando lo hacemos, recibimos un regalo. «El amor cura a dos personas, la que lo da y la que lo recibe», decía Karl Menninger. Podemos entender que son nuestras diferencias lo que nos embellece, y que es importante que haya diferencias entre nosotros.

La naturaleza puede ser nuestra maestra. Yo aprendo más de la naturaleza que de ninguna otra cosa. Por eso, cuando tengas un problema, te sugiero que salgas a hablar con un árbol o con un río, o que te pongas a mirar el océano y pienses: «¿Qué haría la naturaleza si tuviera mi problema?». Siempre encontrarás una respuesta. La naturaleza sabe cómo afrontar la adversidad, el caos y las dificultades, y cómo seguir adelante, al igual que nosotros.

Un día que yo andaba por los bosques, cerca de casa, paseando a nuestro gato, *Miracle* (que cree que es un perro, por eso lo paseo con correa), me puse a hablar con un árbol de un problema que tenía en aquel momento. Después di una vuelta alrededor del árbol y recibí mi respuesta. Años antes, había usado ese mismo árbol para clavar parte de una valla de alambre (para que no se escaparan las cabras y las aves acuáticas de mi hijo Jeff). Esta vez, me fijé en que el árbol, al crecer, había ido incluyendo los alambres de la valla, que ahora formaban parte de él. Simplemente, había incorporado la valla a su propio tronco. De esta manera, el árbol me dijo lo que tenía que hacer: cuando algo me irrita, puedo incorporármelo y asimilarlo a mi manera.

Susan Duffy, la extraordinaria mujer de la que ya he hablado, me envió un texto escrito por ella titulado «La flor»:

> ¿Puede usted imaginarse una pequeña semilla que los vientos dejan caer en una hendidura de una roca altísima? Cuando crece, se convierte en lo que tiene que ser, una flor muy hermosa. Todos los días saluda a los elementos de la vida: al Sol, la lluvia, los vientos y la oscuridad de la noche. Jamás se queja de ningún aspecto de su existencia ni lo cuestiona. Se limita a ser. Es siempre totalmente obediente. Cada día sigue su vocación de hacer y ser aquello para lo cual fue creada: abrirse y resplandecer, mostrando su rostro a Dios. En muchos casos, no habrá jamás en su vida un ojo humano que la vea. Sólo la verá Dios. En el silencio de la naturaleza es donde uno se abre a la verdad. Porque sólo la naturaleza hace lo que está llamada a hacer en un sentido perfecto.

Para mí, el cambio de las hojas en el otoño es muy simbólico. Apenas antes de desprenderse de los árboles, las hojas lucen en toda su belleza. Antes de desprenderte del árbol de la vida, muestra lo que tienes de más propio y más bello. El color verde es un camuflaje. Con estas hojas de variados colores, Dios nos recuerda lo importantes que son nuestras diferencias.

Mi amiga la doctora Rachel Naomi Remen ha tenido su

experiencia personal con la enfermedad y la cirugía, de modo que es una nativa tanto en el mundo del médico como en el del paciente. En un artículo publicado en *Noetic Sciences Review* (otoño de 1988), escribe:

> El propósito de la vida es crecer en sabiduría y aprender a amar mejor. Si la vida sirve a este propósito, entonces la salud y la enfermedad también, porque la enfermedad forma parte de la vida [...].
>
> Es muy interesante ver con cuánta frecuencia el proceso de la curación física sigue el mismo camino que la sanación del corazón. A medida que se trabaja con la gente en una enfermedad grave, se va observando cómo se da en los enfermos más altruismo y una mayor compasión.

En 1990, en el número de primavera de la revista *Parabola*, el Dalai Lama escribió:

> El propósito de la vida es servir a otras personas, hacer algo en beneficio de los demás. Desde este punto de vista, una dificultad es, realmente, una gran oportunidad.

Dijo un amigo mío cuando su amante murió de complicaciones producidas por el sida:

> El propósito de la vida es el crecimiento del alma. La medida de la sanación no es el cuerpo, sino la paz. Y en parte sanar implica aceptar y abrazar la muerte. La gente muere cuando ha terminado su trabajo en el planeta, o cuando deja de crecer. De hecho, para muchas personas la sanación es la muerte, que resuelve finalmente importantes problemas vitales. Sanar no significa necesariamente permanecer en el cuerpo. Las personas que tienen sida u otras enfermedades que ponen en peligro la vida deben hacer las paces con la muerte. Cuanto más se resiste uno a ella o la niega, más poder tiene la muerte. Lo que importa, en realidad, es la calidad de la vida.

Si tú me dices: «Puedo escoger entre vivir o morir, pero necesito algo por lo cual vivir: ¿cómo lo encuentro?», yo te respondo: «Mira a tu alrededor». Si cuando levantas los ojos ves algo vivo, esa es una razón para vivir. Llena tu casa de plantas. Si te mueres, ¿quién cuidará de ellas? Búscate un animalito doméstico. Conozco a una mujer que tenía una docena de gatos, y no podía morirse porque tenía que cuidarlos.

Encuentra a alguien que tenga más dificultades que tú. Mira a tu alrededor en la calle: hay personas sin hogar, drogadictos, jóvenes que han perdido el camino. Sal y ponte a hacer algo por alguien que sufra. Tu dolor te llevará a ver que tienes una razón para vivir. El mundo es un lugar difícil. Preséntate, pues, como candidato a la presidencia. Cambia el mundo. La sociedad no acudirá en tu rescate, pero tú puedes salvar a la sociedad. Recuerda lo que se siente cuando le salvas la vida a un pájaro. Si todos conseguimos enderezar nuestra vida, cambiaremos el mundo y lo sanaremos.

Una vez dije que la vida es «una hermosa carga» y alguien se enfureció conmigo por decir que era una carga. Pero yo creo que es como un enorme regalo que te hacen, que puede ser difícil de llevar, y por ello quizá necesites quien te ayude a cargar con él.

La vida es el regalo que nos hace Dios. Lo que hacemos con ella es el regalo que le hacemos a Dios.

El regalo de la vida

Una de las cosas que años atrás me impresionaba oír decir a la gente era: «¿Cómo sabe usted que Dios no quiere que yo tenga cáncer? Tal vez me está castigando con mi enfermedad». Hoy ya no me sorprende, porque ahora entiendo mejor la fuente de la culpa y la vergüenza.

La enfermedad no es un castigo; forma parte de la vida. Si aceptas el regalo de la vida, tendrás que aceptar también sus dificultades. Los desastres naturales existen, se producen. (Pero si te toca la lotería no se te ocurrirá preguntar por qué tenía que tocarte a ti.)

Todos hemos de morir. Y si tienes una enfermedad, no es porque hayas pecado. No significa que no hayas amado lo suficiente ni que hayas hecho nada malo: simplemente, forma parte de la vida.

Es triste que a la gente se le ocurra semejante idea, y el hecho de que suceda es, en sí, una denuncia de la forma en que se nos educa. Veo que hay enormes conflictos en la mente de algunas personas, y también en el seno de diversas religiones. Y hasta puede ser que algunas de estas ideas surjan de la propia religión. En 1829, el papa León XII declaró que cualquiera que se dejara vacunar dejaba de ser un hijo de Dios, que la viruela era una sentencia divina y vacunarse era desafiar al Cielo.

Naturalmente, eso ya no se lo cree nadie, pero otras creencias como ésta todavía pueden tener un sutil efecto, consciente e inconsciente, sobre las personas.

Cuando Bobbie y yo estuvimos de visita en Irlanda, varias personas que acudieron a un grupo de apoyo para enfermos de cáncer nos preguntaron si debían hacer el intento de mejorar: pensaban que quizá Dios quería que ellas tuvieran cáncer.

Creo que deberíamos entender que Dios no creó el mundo para hacer sufrir a la gente. Pero también pienso que Dios sabe que necesitamos la libertad de experimentar todas las cosas para que nuestra vida tenga sentido. Creo que el enfoque ideal de la enfermedad se encuentra en las palabras de la «Oración de la Serenidad», escrita por Reinhold Niebuhr:

> Señor, dame serenidad para aceptar lo que no puedo cambiar, valor para transformar lo que puedo modificar, y sabiduría para distinguir lo uno de lo otro.

La «Oración de la Serenidad» incluye todo aquello de lo que estamos hablando: tanto volverse un personaje irreverente y negarse a cooperar como reconocer que hay un plan en el universo y someterse a él. Cada cual tiene que decidir por qué quiere luchar y qué es capaz de permitir. La elección es personal.

Si pensamos en Hellen Keller, que se quedó sorda y ciega a los diecinueve meses, quizá estemos convencidos de que sus padres debieron de quedarse desolados, preguntándose en qué habían fallado. Pero al leer las palabras de Hellen sabremos que ella jamás consideró su desgracia como un castigo; más bien la afrontó como una serie de obstáculos que había que superar. Creo que el reto se generó en la actitud de sus padres, que en vez de plantearse problemas de culpa, se enfrentaron con la cuestión de qué podían hacer por la niña.

He aquí lo que dice Hellen en su libro *My Religion* [Mi religión]:

> Jamás he creído que mis limitaciones fueran en modo alguno castigos ni accidentes. Si las hubiera visto de esta manera, nunca podría haber reunido fuerzas suficientes para superarlas.

Y además:

> En cada esquina tropezamos con dificultades. Son el acompañamiento de la vida [...]. En el dolor crecen las violetas de la paciencia y la dulzura [...]. La maravillosa riqueza de la experiencia humana perdería parte de la dicha que es nuestra recompensa si no hubiera limitaciones que superar.

Usa todos los recursos: La consulta

La fe en Dios puede ayudarnos a sanar. Algunas personas creen que con eso es suficiente y que no necesitan la cirugía.

Pienso que Dios y nuestras capacidades tienen mucho poder, pero nosotros somos falibles. No siempre podemos lograr todo lo que queremos, y creo que hay que buscar otros recursos. Ya hablé del cuadro titulado *La consulta*, donde están presentes tanto el médico y el paciente como la enfermera, el sacerdote y las medicinas. De hecho, yo conozco a personas que han dicho que dejaban sus problemas en manos de Dios, y el cáncer les ha desaparecido. Si tú te sientes capaz de hacer eso, estupendo.

Pero sé también que si lees la Biblia te encontrarás con que el médico es un recurso, un regalo de Dios. Toda medicación proviene de Dios. Todas las medicinas son, en cierto sentido, naturales. Y por eso podemos aceptarlo todo. La cirugía y la quimioterapia pueden ser regalos de Dios. Y cuando veo que la gente hace dibujos que muestran su tratamiento como un regalo, o la sala de operaciones como un lugar donde está Dios y existe el amor, sé que pueden incorporar ese tratamiento a su vida, pues se convierte en una de las formas que tiene Dios de manifestarse a Sí mismo, o a Sí misma. (Yo suelo referirme a Dios en femenino, porque pienso que nuestras cualidades «femeninas» se relacionan con la sanación y con la resolución de problemas.)

Todo se convierte, en un sentido u otro, en manifestación de Dios; todo, incluso el cirujano y la terapia. Todo forma parte del mismo sistema, de la misma creación. Y por consiguiente todo, por definición, es Dios. No es necesario que excluyamos nada. Cuando eres capaz de dejar tus problemas en manos de Dios, de conectar con el tiempo y el ritmo del universo, eso te lo simplifica todo, incluso la decisión del momento en que has de recibir la terapia.

Estoy seguro de que algún día, gracias a la investigación (en parte ya realizada), comprobaremos que nuestra conciencia puede influir en nosotros y en otras personas, que nuestras plegarias influyen a los demás, que hay una energía a la que todos tenemos acceso y que se puede usar para sanar. Puedes llamarla Dios, si quieres, pero también nosotros somos Dios. Formamos parte de este maravilloso sistema universal. (Cuando llegues al Cielo te preguntarán si quieres conocer a Dios, y si dices que sí, te preguntarán cómo quieres que te presenten. ¿Qué les contestarás? No hay más que una respuesta correcta. Espero que te des cuenta de que tú y Dios sois uno.)

Así como hay personas que creen que hay que dejarlo todo en manos de Dios, otras me han preguntado:

–¿Por qué tiene Dios un papel tan importante en su concepto del mundo? ¿No cree que la psiconeuroinmunología explica gran parte de lo que llamamos «milagros»? ¿Acaso toda curación no es científica?

Para mí, Dios *es* la psiconeuroinmunología. Yo defino a Dios como una energía llena de inteligencia y de amor. Dios es científico. Es luz y es oscuridad. Lo es todo. (Os ruego que no me escribáis para debatir el tema. Como dice Bobbie, un ateo es una persona que carece de una forma invisible de apoyo. Para ayudaros a entender esto, cuando lleguéis al Cielo, ¿cómo describiréis lo que sois vosotros mismos, vuestra esencia?)

La religión y la ciencia pueden llegar a unirse. Ciertamente, la espiritualidad y la ciencia pueden llegar a unirse. Con respecto a la creatividad y la espiritualidad, recuerda lo que han dicho Albert Einstein y otros grandes genios de la física cuántica, que han visto el universo como algo increíble, que inspira reverencia. Ellos han sentido la unidad del mundo y de todas las entidades que hay en él.

La toma de decisiones

Cuando termino de dar una conferencia, es frecuente que la gente se acerque a hacerme preguntas, e incluso hay quienes me han dicho:

–No quiero robarle tiempo, así que, por favor, en treinta segundos dígame qué puedo hacer con mi vida.

Y yo les respondo:

–¿Cómo puede usted tener una opinión tan pobre de sí mismo como para pedirme que decida por usted qué hacer con su vida, y además en treinta segundos?

Pero son personas asustadas e inseguras, y creo que la pregunta se refiere en realidad a la toma de decisiones. Puede ser que quien me hace esta pregunta tenga que tomar una decisión vital en ese momento: dónde vivir, o qué tratamiento seguir.

Lo que me hace pensar es por qué hay personas que quisieran que yo tomase esa decisión por ellas. Una de las cosas que he observado en los pacientes excepcionales es que no tienen miedo de tomar decisiones. Se dan cuenta de que se trata de su vida, y se hacen cargo de ella. No piensan: «Esto estará bien si me cura y dentro de cinco años estoy sano». Lo que cuenta es lo que está bien ahora. No les importa volver a orientar su vida ni cambiar sus decisiones. Pero cuando los pacientes tienen miedo de encontrar su camino, acuden a mí para pedirme que les ilumine la ruta. Y si yo tomara una decisión y después no les gustara, el malo de la película sería yo.

No tengas tan pobre opinión de ti dejando que sean otros quienes tomen tus decisiones. ¿Conocen ellos tu historia como para hacerlo? La respuesta es: «No».

Me doy cuenta de que lo que en realidad pide la gente son esperanzas. Y eso puedo dárselo. Es más fácil sentirse cómodo y ser sincero dando esperanzas que tomando decisiones sobre la vida de otra persona. Cada uno de nosotros es único, y nadie conoce el futuro. De modo que si la gente está dispuesta a afrontar el reto y emprender la lucha, ahí estoy yo con ellos.

En el *Hartford Courant* del 14 de mayo de 1990, apareció un artículo de Colin McEnroe sobre una mujer llamada Deborah Burton, que estaba embarazada y se enteró de que tenía cáncer. Las opciones eran muchas, e incluían no hacer nada con el cáncer y tener el bebé, abortar o someterse a una quimioterapia de dosis bajas y continuar con el embarazo. Ninguna decisión era fácil de tomar, y los posibles perjuicios eran graves. Deborah cuenta que en ella surgieron estas palabras: «Abrázate a la vida», pronunciadas casi como una plegaria. Y prosigue:

> Yo sabía lo que quería mi corazón, pero lo difícil era eso: abrazarme a aquello, sintiendo que mi corazón y yo estábamos bien [...].
>
> Con respecto a las decisiones «erróneas», yo tengo la sensación de que la gente las toma en niveles inferiores a aquel donde realmente están, y entonces tienen resonancias en el futuro. Yo quería tomar la mía en el nivel más alto posible.

Y yo diría que estas son las palabras clave. Hay que tomar todas las decisiones en el nivel más alto posible, afirmar la vida –la tuya y la de los demás– y seguir avanzando.

¿Es justa la vida?

A veces pregunto a la gente, ya sea en las reuniones de la Wellness Society o en encuentros médicos y psicológicos, si creen que la vida es justa, y siempre la mayoría responden que no. Cuando hablo con estudiantes de medicina en el momento de graduarse, trato de hacer que reflexionen diciéndoles: «Si la vida no es justa, no salgáis al mundo a ayudar a que la gente viva más. Ayudadles a morir más pronto, para que no tengan que soportar la injusticia». Muchos se van con aire confundido e intrigado, porque lo que hago es obligarles a clarificar su papel.

Yo siento que la vida es absolutamente justa. Lo único que necesitamos es volver a definir las reglas. Las dificultades, los problemas, el dolor y las pérdidas vienen con la vida. Entonces, nuestra pregunta ha de ser cómo enfrentarnos con todo eso. ¿Podemos usar esas cosas como nuevas orientaciones e incluso considerarlas como regalos?

«Tenemos que encontrar el regalo que encierra el sufrimiento», decía Katherine Mansfield en una de sus cartas. Y añadía: «No podemos darnos el lujo de semejante derroche de sentimiento; hemos de aprender del sufrimiento».

Hace muchos años me di cuenta de que las personas realmente felices no lo son porque hayan tenido buena suerte, sino porque esa es la actitud que escogen.

En el hospital yo solía entregar insignias a todos los que trabajaban allí cuando veía que difundían amor y felicidad a su alrededor. Me acercaba a ellos para pedirles que me dijeran su nombre. Estoy seguro de que la mayoría pensaban: «Vaya, un médico. Si quiere saber mi nombre, debo de estar haciendo algo mal y va a presentar un informe». Entonces, se limitaban a decirme cómo se llamaban, y al cabo de un mes, yo les traía como regalo una insignia con un arco iris y su nombre grabados. (De esa manera terminamos por crear en el hospital un grupo subversivo de personas que aman.)

Un día me acerqué a una secretaria que siempre estaba rodeada de gente feliz y le dije que me gustaría saber su nombre.

–¿Por qué? –me preguntó.

–Porque quiero hacerle un regalo. Usted crea una atmósfera de felicidad a su alrededor, y me gustaría agradecérselo.

–Siéntese, que tengo algo que contarle –me respondió ella–. Hace dos años que estoy aquí. Cuando acepté el trabajo, firmé un contrato y empecé a trabajar; inmediatamente me encontré rodeada de personas desdichadas. Me refiero a los médicos y las enfermeras; los pacientes no eran un problema. Entonces, a la hora de comer me fui a la oficina de personal y dije que no quería ese trabajo y que me iba. Me dijeron que no podía irme sin avisar con dos semanas de anticipación. Les contesté que les avisaba entonces y que me iría dos semanas después. Todos los días me levantaba sintiéndome desdichada, hasta el último día de las dos semanas, y entonces me levanté tan contenta de que fuera mi último día que fui a trabajar sintiéndome feliz. Y al final del día me di cuenta de que toda la gente que estaba a mi alrededor se sentía feliz. Entonces, en vez de irme, decidí que siempre vendría a trabajar contenta.

Y esa es una opción que todos tenemos. Debemos darnos cuenta de que la alegría y la luz se crean dentro de nosotros; no nos vienen de fuera.

En cierto sentido, el curso mismo de la vida es injusto para todos. Una solución que se me ha ocurrido para este problema es vivir la vida hacia atrás. Podríamos empezar por morirnos y sacarnos eso de encima, y entonces iríamos rejuveneciendo. Encontré un poema maravilloso que habla de ello. Es de Norm Glass y apareció en un folleto informativo del Life Center de Indianápolis:

La vida al revés

La vida es dura.
Tienes que dedicarle mucho tiempo,
incluidos los fines de semana,
¿y con qué te encuentras al final de ella?
Con la muerte, vaya recompensa.
Creo que el ciclo de la vida está al revés.

Primero tendrías que morirte y salir del paso.
Entonces, vivir veinte años en un hogar de ancianos,
de donde te echan cuando has rejuvenecido demasiado.
Te regalan un reloj de oro, luego vas a trabajar,
y trabajas cuarenta años, hasta que seas
lo bastante joven para gozar de tu jubilación.
Entonces vas a la universidad,
y te diviertes hasta el momento del bachillerato.
Te vuelves un chiquillo y juegas,
no tienes responsabilidades.
Te conviertes en un niño pequeño
que vuelve a entrar en el útero
y se pasa los últimos nueve meses flotando.
Y terminas por ser un resplandor en los ojos de alguien.

En los talleres, me gusta bromear diciendo que he sido un asesor exterior de la Junta de Directores del Cielo; que todos los años Dios selecciona a tres hombres y tres mujeres para que La ayuden a mantenerse al día en los temas de actualidad, y que al final de ese año nos da a cada uno una placa con el siguiente recordatorio: «No te sientas total, personal, irrevocable y eternamente responsable de todo. Ese es mi trabajo». La placa lleva su firma: «Dios». Creo que este mensaje puede hacer que todos nos sintamos mejor y algo aliviados de nuestra carga.

No hay pecados imperdonables

En mi libro *Paz, amor y autocuración* conté que una vez tuve un sueño en que me decían que leyera el poema *The Rime of the Ancient Mariner*,* de Samuel Taylor Coleridge. Cuando fui

* Hay varias ediciones en castellano: *La oda del viejo marinero*, texto bilingüe, Bocaccio – La Gaya Ciencia, Barcelona, 1975; *Balada del viejo marinero*, Visor, Madrid, 1982; *La rima del viejo navegante*, texto bilingüe, Bosch, Barcelona, 1983. (*N. del E.*)

a la librería a buscarlo, sobre el mostrador había un hermoso ejemplar ilustrado. No creo que fuera una coincidencia. Cogí el libro y me puse a mirarlo, pensando qué sería lo que necesitaba saber. Y hacia el final, me saltaron a la vista estos versos:

> Reza bien quien bien ama
> al hombre, a la bestia y al pájaro.
> Y reza mejor quien mejor ama
> todas las cosas, grandes y pequeñas;
> pues el buen Dios, que nos ama,
> las hizo, y Él las ama.

Me di cuenta, en primer lugar, de que aquello me estaba diciendo que para el amor de Dios no hay excepciones, y que no debería haberlas para los hombres en nuestro recíproco amor. La regla del amor y el perdón no tiene excepciones: si optamos por el amor, debemos amar a todo el mundo.

Otra parte del poema también me impresionó. El viejo marinero está sentado con el albatros muerto alrededor del cuello:

> En ese mismo instante pude rezar;
> y libre entonces, de mi cuello
> se desprendió el albatros, hundiéndose
> como plomo en el mar.

Cuando leí estos versos, supe que mediante todo lo que nos sucede, un recurso se pone a nuestro alcance. Dios reside en cada uno de nosotros.

En relación con esto, quiero hacer una puntualización sobre un malentendido con respecto a algo que dije en el pasado.

Emmet Fox afirmó que toda enfermedad puede superarse cuando hay el suficiente amor. Podríamos, entonces, ser muy críticos con algunas personas, diciendo que no amaron lo suficiente. Pero lo que tanto él como yo intentamos decir es que, en cierto sentido, la enfermedad fundamental que todos padecemos es no amarnos lo suficiente. Y la razón de ello puede ser que no hayamos sido amados, y por eso somos incapaces de amar a los demás. Esto es una enfermedad.

Conozco a personas que sufren diversas enfermedades que ponen en peligro su vida, con muchas partes del cuerpo funcionalmente incapacitadas, y que sin embargo llevan una vida de amor y son una inspiración y un ejemplo increíbles para los demás. Este es el punto que intento destacar. No que no hayas amado lo suficiente, sino que tu cuerpo no limite tu capacidad de amar, y que si te enfrentas con problemas que son una amenaza para tu vida, o estás tetrapléjico o una granada de mano te ha volado brazos y piernas, todavía seas capaz de amar y de seguir funcionando. La esencia de esta verdad está contenida en una cita en el libro ya mencionado del doctor Richard Selzer *Down from Troy: A Doctor Comes of Age*. Su padre, médico de medicina general, decía que la verdadera buena salud es la capacidad de arreglárselas sin ella.

En *Paz, amor y autocuración* mencioné también a un pastor protestante que en un sermón habló del episodio en que Jeremías mira al alfarero y la forma en que éste vuelve a modelar la arcilla. El pastor terminó el sermón diciendo: «No hay más que un pecado imperdonable, y es desentenderte de la vida cuando has arruinado las cosas». El mensaje era que no debemos abandonar; hemos de reelaborar las cosas, rehacerlas, pero jamás abandonar.

Varias personas me escribieron para decirme que no hay ningún pecado imperdonable. Y estoy de acuerdo con ellas. Lo que tú haces no es imperdonable. Dios no es el problema. Si tú le preguntaras: «Dios, ¿puedes perdonarme?», su respuesta sería: «Sí, para eso estoy». Pero tú debes perdonarte y perdonar a los demás, y buscar su perdón. Dios no es el problema.

Lo mismo se expresa también en el Corán, donde Dios dice:

> Oh, mis servidores, que habéis sido demasiado duros con vuestras almas, con vosotros mismos, no desesperéis de la misericordia de Dios, porque Dios perdona todos los pecados.

Yo creo que Dios es mucho más liberal que la gente. Si un individuo está dispuesto a aprender de lo que ha hecho, ¿quiénes somos los humanos para negarle el perdón? Lo que nos hace cultivar el resentimiento son nuestros problemas y nuestra amargura.

Lo único que puede salvar a la gente y al mundo es que nos perdonemos y nos amemos los unos a los otros. Entonces puede producirse la sanación. Esto no significa que tenga que gustarme todo lo que tú hayas hecho. Pero si no te perdono, eso quiere decir que hay cosas que tampoco puedo perdonarme a mí mismo. Todo es perdonable una vez que se entiende por qué la gente es como es.

La Biblia cuenta que Jesús le dijo a un paralítico: «Tus pecados te son perdonados». Él sabía que lo importante era sanar la vida, porque una vida se puede sanar, aunque la enfermedad no se cure. Alguien con parálisis cerebral o paraplejia o cáncer o sida puede seguir existiendo en el contexto de una vida sanada.

Joseph Heller escribió (con su amigo Speed Vogel) un libro llamado *No Laughing Matter* [No es cosa de risa], sobre su experiencia con una parálisis debida a una enfermedad del sistema nervioso. En él habla de las visitas de muchos amigos, entre ellos Mel Brooks, que al entrar en su habitación le dijo: «En nombre de Jesús, ¡levántate y anda!». Heller hizo todo lo que pudo, pero fracasó. Mel Brooks aseguró que al decírselo pensaba que sería como una inyección de energía. Yo escribí a Mel para decirle que la próxima vez que quiera ayudar a un amigo le diga: «Tus pecados te son perdonados».

Yo sé hasta qué punto necesitamos que nos perdonen por nuestros actos para poder empezar a vivir en paz o para morir pacíficamente. He recorrido una residencia de ancianos diciendo: «Tus pecados te son perdonados», y la gente se tranquiliza mucho al oír estas palabras.

Edward Salisbury, que ha tenido algunas experiencias de casi muerte, ha consagrado su vida a cuidar ancianos y enfermos, y me escribió después de una ocasión en que yo había hablado del poder de sanación de estas palabras. Me dijo que a comienzos de la década de los ochenta él trabajaba de las 15 a las 23 horas como ayudante de enfermería en un hogar para ancianos, prestando los cuidados más básicos a los residentes que al parecer esperaban ya la muerte, y tenía la costumbre de dar las buenas noches a algunos pacientes que insistían en que no se fuera sin saludarlos.

Una mujer, la señora D., había intimado mucho con él y con frecuencia le preguntaba si creía en el perdón. Hacía más de seis años que no podía caminar, y él solía pasarla de la silla de ruedas a la cama. Todas las noches, antes de dormirse, ella esperaba que él la arropara y le diera el beso de las buenas noches. Los dos tenían largas conversaciones sobre Dios, la muerte y la familia.

> Una noche, cuando iba ya hacia mi coche, sintiéndome exhausto y agradecido de haber terminado el trabajo, oí un grito largo y doloroso que salía de la ventana que daba sobre el aparcamiento, y que me detuvo en seco. Me di cuenta de que no le había dado las buenas noches a la señora D.

Se dirigió entonces a su habitación y la encontró sentada en su cama, muy erguida, alterada y con aspecto angustiado. La anciana lo regañó y después le pidió que se quedara un momento con ella.

Mientras hablábamos, me di cuenta de que quería contarme cosas de gran importancia para ella. Me preguntó si creía que Dios lo perdona todo. Yo había hablado con ella y con otras personas de mis experiencias de casi muerte, y de mi absoluta certeza de que Dios es todo amor y misericordia. Como me di cuenta de que ella se sentía muy avergonzada y culpable, la tranquilicé diciéndole que nada de lo que ella pudiera haber hecho le impediría recibir el Amor y la Gracia de Dios.

–Cuando yo era joven –me contó–, robé la vajilla de plata de mis padres para poder fugarme con mi novio. Jamás volví a hablar con ellos, y me siento muy mal y muy avergonzada. Nunca le he contado esto a nadie, y temo que Dios no quiera perdonarme.

Me incliné hacia ella y le dije:

–Yo sé que Dios la perdona. Él la conoce, y lo único que quiere es que usted conozca su amor.

Salisbury la metió en la cama y se fue. Al día siguiente, cuando entró a trabajar, el administrador y la jefa de enfermeras le estaban esperando y le preguntaron qué le había dicho la noche anterior a la señora D. Él respondió que habían estado hablando del amor y del perdón. Entonces le contaron que, alrededor de las dos de la madrugada, la señora D. había recorrido andando todo el pasillo que iba desde su habitación a la sala de enfermeras para dejar sobre el mostrador su Biblia y su dentadura postiza, diciendo que ya no volvería a necesitarlas. Les dio las gracias, volvió andando sin ayuda a su cama, se acostó y murió.

Murió con la mente en paz. Evidentemente, el perdón le ayudó a sanar su vida. Espero que todos seamos capaces de perdonarnos, porque Dios, ciertamente, ya nos ha perdonado. Y hablo de perdonarnos para que podamos vivir plenamente, aceptando todo lo que hay en nosotros; no para poder terminar nuestra vida, sino para poder empezarla.

Cómo aceptar tu «sombra»

Según Carl Jung, la «sombra» representa la parte oscura e inexplorada de nosotros mismos, la que con frecuencia proyectamos sobre alguien o sobre algo si no somos capaces de explorarla y aceptarla. El propio Jung lo ejemplificaba nítidamente diciendo: «Si Dios está en la puerta de entrada, el Diablo estará en la puerta de atrás». Entiendo que dentro de mí existe un asesino en potencia, y una vez que lo sé, no me convierto en asesino, porque puedo negociar con esa parte de mí mismo. Y si acepto mi propia sombra, eso hace que me resulte más fácil aceptar la de los demás.

Tenemos que entender que hay una gran diferencia entre amar a alguien y que a uno le guste esa persona. No te pido que te guste lo que ha hecho un criminal. Pero si sabes que tú también podrías ser un criminal, te resultará más fácil entender a quien lo es, y el amor puede llevar a la rehabilitación y a la sanación, no al mero castigo y a la encarcelación.

Quisiera volver a citar uno de mis libros favoritos, ya citado, *La comedia humana*, de William Saroyan (y espero que si no lo habéis leído, lo hagáis):

> Los malos no saben que son malos y por eso son inocentes; al malo hay que perdonarlo cada día. Y se lo ha de amar, porque en el hombre más malo del mundo hay algo de nosotros, y en cada uno de nosotros hay algo de él. Él es nosotros y nosotros somos él. Nadie está separado de ninguna otra persona. La plegaria del campesino es mi plegaria, el crimen del asesino es mi crimen.

Dos historias de tigres

Me gusta contar en los talleres un cuento, verídico en todo caso en espíritu, sobre mi experiencia con un tigre. Creo que dice mucho sobre el significado de la vida:

Bobbie y yo íbamos a hablar una noche en una de las principales ciudades de Estados Unidos. Como teníamos la tarde libre, nos fuimos al zoo. Mientras caminábamos por un sendero, disfrutando al ver a todos los animales fuera, en su medio natural (separados por vallas y no enjaulados), yo le comentaba a Bobbie la maravillosa sensación de realidad que producía todo aquello. De pronto, vimos a un tigre frente a nosotros.

–Fíjate, mira qué hermoso es –le dije–. Podríamos acercarnos a mirarlo.

Pero cuando nos acercamos un poco nos dimos cuenta de que entre el tigre y nosotros no había ninguna valla. Entonces envié a Bobbie en busca de auxilio, mientras me quedaba quieto, esperando que el tigre se limitara a mirarme sin que sucediera nada. Bobbie podía remontar corriendo el sendero y conseguir ayuda. Pero parecía que yo estaba empezando a interesarle demasiado, al tigre. Entonces trepé por una plataforma vertical muy abrupta y me colgué de una gruesa parra que allí había, sabiendo que el tigre no podría alcanzarme. El tigre se sentó, apoyó la cabeza sobre las garras, igual que nuestro gatito en casa, y se quedó mirándome. Yo me sentía seguro.

Después de un rato pensé que podía bajar para irme. Pero cuando empecé a hacerlo oí un rugido. Miré hacia abajo y vi que el tigre no se había movido, pero al mirar hacia arriba vi que había aparecido otro tigre, que miraba hacia abajo, rugiéndome. Entonces me limité a quedarme colgado de la parra, porque sabía que finalmente volvería mi mujer. Y mientras estaba allí colgado, a salvo, sentí que me caía polvo en la cabeza. Miré hacia arriba y allí había un ratón blanco que roía lentamente la parra. Pero como era una parra grande y gruesa, sabía que tenía mucho tiempo.

Un poco después volví a mirar hacia arriba porque sentí caer más polvo, y vi un ratón negro que roía la parra, yendo al encuentro del blanco. Yo ya me estaba poniendo un poco nervioso, y cuando me pongo nervioso me da hambre. De la parra colgaba un racimo de uvas, de modo que las cogí y me las comí, y eran las uvas más dulces y deliciosas que jamás haya probado en mi vida. Y mi reacción fue decir: «¡Ah!».

Y realmente, eso es la vida. El tigre de tu nacimiento está arriba, la tumba del útero. Allá abajo está el tigre de tu muerte, el útero de la tumba. El día y la noche te van carcomiendo, de manera que se trata de vivir ahora, en este momento. Acepta la experiencia de la vida y di: «¡Ah!».

Al final de su libro *The Hero's Journey* [El viaje del héroe], Joseph Campbell cuenta un cuento sobre un cachorro de tigre huérfano que fue criado por unas cabras. Él no sabía que era un tigre, y balaba y comía hierba como las cabras. Entonces, un día un tigre se lanzó sobre el pequeño rebaño y las cabras huyeron, dispersándose.

> Pero el cachorro era un tigre, no una cabra, así que se quedó quieto, esperando. El grandullón lo miró y le dijo: «¿Qué haces tú aquí, entre las cabras?». Y el pequeño tigre respondió: «Beeee», y empezó a mordisquear la hierba, un poco avergonzado.

El grandullón lo cogió por el cuello, lo llevó hasta un estanque y le dijo:

> «Ahora, mírate en ese estanque.» Y el cachorro se miró y, por primera vez en su vida, vio cuál era en realidad su cara.

Cuando el estanque está en calma tomamos conciencia de nuestra presencia eterna, de que no somos ninguna otra persona. Las ondulaciones del agua confunden nuestra identidad: ahora vengo, ahora desaparezco, me voy. De todas maneras, el cachorro de tigre está empezando a entender el mensaje. La lección siguiente del grandullón es cogerlo y llevárselo a su guarida, donde están los restos todavía frescos de una gacela. El tigre adulto arranca de un mordisco un trozo del sanguinolento despojo y le dice al cachorro que se sirva. Éste retrocede, diciendo:

–Soy vegetariano.

–Vamos, nada de tonterías –es la respuesta, y le empuja el bocado por la garganta.

El cachorro hace arcadas, «como le pasa a todo el mundo con la auténtica doctrina», según dice el texto.

Así, entre arcadas, la doctrina verdadera se le va infiltrando en el organismo, ya que es la comida que le corresponde, y le activa el sistema nervioso. Espontáneamente sacudido por el alimento adecuado, el cachorro da un pequeño rugido de tigre, y el grandullón le dice:

–Ahora sí. ¡Lo conseguimos! Ahora comeremos comida de tigre.

En esto hay una moraleja, naturalmente, y es que, en realidad, todos somos tigres que vivimos aquí como cabras. La función de la sociología y de casi toda nuestra educación religiosa es enseñarnos a ser cabras. Pero la función de la interpretación adecuada de los símbolos mitológicos y de la disciplina de la meditación es ponernos ante nuestro auténtico rostro de tigre. Entonces aparece el problema. Tú has encontrado tu cara de tigre, pero aún sigues viviendo aquí con esas cabras. ¿Cómo vas a hacer eso?

Lo que has aprendido es que a través de todas las formas del mundo se irradia el esplendor único de la eternidad. Puedes contemplar la aparición del milagro de la vida en todas estas formas, ¡pero no les dejes saber que eres un tigre!

Exteriormente lleva la vestimenta de la ley, y compórtate como todos los demás, pero por dentro lleva la túnica del sendero místico. Este es el gran secreto de la vida.

De esto hablamos: de encontrar tu manera de amar al mundo, de no ignorarlo, o de ser verdaderamente indiferente. Padres, maestros y líderes religiosos son figuras de autoridad que pueden convertirnos en cabras cuando somos pequeños tigres natos. La clave está en que encuentres el tigre que hay en ti.

Allí donde la gente se burla de la auténtica doctrina, recuerda que, si quieres cambiar a alguien, lo mejor es que utilices el recurso de contar cuentos y anécdotas. Si vas vestido de cabra, la gente no sabrá que ese es el papel interior del místico y el tigre que hay en ti. Cuando te vistes de cabra, es más probable que escuchen tu voz de tigre.

Una vez llegué a un taller conduciendo un Chevrolet del año sesenta y nueve prácticamente carcomido por la herrumbre; lo teníamos en casa porque nuestro hijo Stephen iba a restaurarlo. Durante todo el día la gente me escuchó con suma atención, y al final se me acercó una mujer y me dijo:

–Debido a su naturaleza humilde, usted ha tenido sobre nosotros un efecto muy profundo.

–¿Qué saben ustedes de mi naturaleza humilde? –le pregunté.

–Es que hemos visto el coche que lleva –fue su respuesta–. Si hubiera venido en un Mercedes, no podría habernos impresionado de esa manera.

De modo que ya sabes a qué me refiero cuando te recomiendo que vayas vestido de cabra.

8
El puente: Dejarse ir y encontrar la paz

Durante ocho años, antes de empezar a trabajar en una residencia para ancianos, fui enfermera de la sala de partos. Son muchas las similitudes entre el nacimiento y la muerte. Si puedo ayudar a un paciente cuando se está muriendo, o a su familia, a evocar el nacimiento y el duro esfuerzo que implica este natural proceso vital, de algún modo la muerte parece mucho menos misteriosa y aterradora. Quiero enseñar a la gente a estar presente con sus seres queridos en ese momento, el más increíble. [...] Estoy preparando unos seminarios que, con el nombre de «Alumbramiento para moribundos», enseñarán cómo asistir, dar validez y estar presentes en este acontecimiento vital.

JAN BERNARD

Cuando se está al borde de la muerte

A veces la gente me pregunta cómo pueden «afrontar el problema de la muerte». Creo que esto significa aceptar el hecho de que somos mortales. Todos tenemos un tiempo limitado para estar aquí, ya sea un día, o veinte o sesenta años. Vivir el día o los años: esa es la clave.

–Tengo cáncer –me dijo una mujer–, pero todavía soy una persona joven y tengo hijos para criar. No me siento preparada en absoluto para enfrentarme a la muerte.

Tienes hijos para criar. ¿Qué es lo que quieres que sepan tus hijos? Si no estuvieras aquí, ¿qué tendrían? El recuerdo de tu voz, diciéndoles que no importa lo que pase; tú los amas y los aceptas. Pero quizá también quieras dejarles cartas, o incluso un vídeo para recordarles que los amas y que, cuando se vean en dificultades, Dios les ayudará a encontrar su camino. Así podrán crecer teniendo mensajes tuyos, en que les digas que seguirás estando con ellos, no importa lo que te pase. Enséñales a afrontar la adversidad y las aflicciones. ¿Qué quisieras dejar detrás de ti, compartir con ellos y enseñarles? Creo que si saben que los amas y que, aunque les esperen dificultades, la vida es aquello que podemos aportar a ella, saldrán adelante.

Yo le sugiero a todo el mundo que haga testamento. Hazlo y te sacarás la preocupación de encima. ¿Hay tesoros que quieras legar? Deja por escrito cualquier cosa que sientas que debes comunicar. Y es muy posible que cuando hagas todo lo que quieres hacer antes de morir, te sientas demasiado bien para morirte. Una forma que tengo de evaluar las residencias para ancianos es preguntar si tienen ceremonias de graduación. Porque la gente puede sanar su vida como preparación para la muerte, y entonces se sienten mejor y quizá los envíen a casa.

Empieza ahora a hacer alguna de las cosas que siempre has querido hacer. Si siempre has querido tener un perro o un gato, o cultivar un jardín, estudiar una lengua o salir de campamento con tus hijos... sea lo que fuere, hazlo, para estar viviendo en plenitud ahora. Vive en pequeños segmentos de tiempo, para que sean significativos.

Creo que esta es la manera de afrontar el problema de la muerte. No se trata de que te deprimas pensando que puedes morirte de cáncer o de sida o de alguna enfermedad del corazón, sino de que aceptes el hecho de que la muerte es un hecho que todos debemos encarar.

Negarlo no te servirá de nada. ¿Qué tienes que hacer para prepararte? ¿Qué necesitas para completar tu vida?

Puedo entender la tristeza y el dolor por tener que separarte de tu familia, pero aparte te preguntaría: ¿Qué hay en la muerte que te asuste? ¿Cuáles son las cosas que necesitas afrontar? Habla de tus miedos, de modo que seas tú quien esté a cargo de tu muerte, y quizás incluso de los detalles de tu funeral. ¿Qué música quieres que toquen? ¿Cómo deseas que se hagan las cosas? Esto puede parecer morboso, pero yo preferiría ocuparme de estas cuestiones en lugar de convertirlas en montañas que me desgasten.

En uno de nuestros talleres en Chicago, una hermosa dama octogenaria dijo que, cuando supo que tenía cáncer, llamó a sus hijos y a su marido para decidir cómo sería su funeral: la música, las flores y todos los detalles. A los hijos, esta conversación los hizo sentir mal, pero ella les obligó a quedarse y a decidir los planes de común acuerdo. Y evidentemente no se murió, pero todos los planes quedaron hechos.

Cuando mi padre y su hermano eran jóvenes y ayudaban a cuidar la parcela de la familia en el cementerio, solían acostarse en los lugares donde en el futuro serían enterrados para decidir cuál les gustaría más, en cuál tendrían más sol.

¿Por qué era importante esta actitud? Porque de esa manera se enfrentaban a su mortalidad. Pero lo que después hubo de hermoso, e incluso de humorístico, fue que cuando llegó el momento de enterrar a mi padre, los sepultureros dejaron el féretro exactamente en la posición que papá había decidido. Eso nos hizo asomar la sonrisa a los labios. No sólo vivió plenamente hasta el final, sino que después se aseguró de que siguiéramos sus instrucciones.

Yo te pediría que hicieras lo mismo: así, tus hijos no crecerán con miedo de las mismas cosas que tú has temido, sino que gracias a ti serán más fuertes.

Hay una persona especial cuyas palabras quiero compartir contigo. Había sido un atleta estupendo, pero le diagnosticaron un cáncer. Tenía afectado el sistema nervioso central, y tumores en el cerebro y en los pulmones. Se sometió a operaciones, quimioterapia y radiación, sufrió múltiples efectos secundarios e incluso entró en coma, pero jamás perdió el ánimo, y se recuperó hasta el punto de participar en pruebas de natación, esquí y otras proezas atléticas. Posteriormente tuvo una serie de ataques, pero volvió a recuperarse, aunque había perdido la vista. Creía que, incluso en coma, el espíritu puede iniciar el viaje rumbo a otro plano. En muchas ocasiones estuvo cerca de la muerte, y cuenta:

> Vi la luz blanca, experimenté el pacífico milagro, un espíritu poderoso y tierno que algún día nos conducirá a través de la

transición y nos librará de la desesperanza. Y creo que podemos llevarnos con nosotros el mayor de los tesoros que acumulamos en esta vida: el amor y la esperanza. Hay efectivamente un puente entre los dos mundos.

Este hombre me recuerda a una paciente que antes de morir me dejó una nota diciéndome: «Gracias por todo el amor que puedo llevarme conmigo».

He explicado cómo hace muchos años tuve un sueño en el cual una voz me decía que leyera el libro de Carlos Castaneda *Journey to Ixtlan*.* Cuando fui a la librería a comprarlo, descubrí que en él había muchas cosas que necesitaba aprender. Siempre me deja asombrado la forma en que parece que el inconsciente se diera cuenta de lo que necesitamos saber y nos fuera guiando para encontrarlo.

Las partes de *Viaje a Ixtlán* que sentí que iban dirigidas a mí se referían a la muerte. Carlos recibe la enseñanza de Don Juan, y cuando dice que no tiene sentido ocuparse de la muerte, porque es una idea que sólo produce desazón y miedo, Don Juan responde:

> ¡Eso es pura idiotez! La muerte es la única consejera sabia que tenemos. Cada vez que sientas, como siempre lo haces, que todo te está saliendo mal y que estás a punto de ser aniquilado, vuélvete hacia tu muerte y pregúntale si es cierto. Tu muerte te dirá que te equivocas, que nada importa en realidad más que su toque. Tu muerte te dirá: «Todavía no te he tocado». [...]
>
> Mírame a mí. Yo no tengo duda ni remordimiento. Todo cuanto hago es mi decisión y mi responsabilidad. La cosa más simple que haga, llevarte a caminar en el desierto, por ejemplo, puede muy bien significar mi muerte. La muerte me acecha. Por eso, no tengo lugar para dudas ni remordimientos. Si tengo

* Hay traducción al castellano: *Viaje a Ixtlán*, Fondo de Cultura Económica, México, 1975. (*N. del E.*)

que morir como resultado de sacarte a caminar, entonces debo morir.

Tú, en cambio, te sientes inmortal, y las decisiones de un inmortal pueden cancelarse o lamentarse o dudarse. En un mundo donde la muerte es el cazador, no hay tiempo para lamentos ni dudas, amigo mío. Sólo hay tiempo para decisiones.

En otro momento, Carlos pregunta: «¿Es tan terrible ser tímido?».

Don Juan responde:

No. No lo es si vas a ser inmortal, pero si vas a morir no hay tiempo para la timidez, sencillamente porque la timidez te hace agarrarte a algo que sólo existe en tus pensamientos. Te apacigua mientras todo está en calma, pero luego el mundo de pavor y misterio abre la boca para ti, como la abrirá para cada uno de nosotros, y entonces te das cuenta de que tus caminos seguros nada tenían de seguro. La timidez nos impide examinar y aprovechar nuestra suerte como hombres.

Disfruta, que es más tarde de lo que piensas.

La muerte no es un fracaso

–Me siento incómodo cuando se habla de «fracasar» refiriéndose a pacientes que se aproximan a la muerte –dijo un capellán–. Creo que la muerte es una de las formas de sanar (no de «fracasar» ni de «fallar») que nos ofrecen Dios y la naturaleza. ¿Alguien puede sugerir un término alternativo?

Coincido con él en que necesitamos trabajar en este problema, pero no en que haga falta otro término. Ya tenemos uno, que es morir. Alguien murió. Hablemos con claridad de ello. No «la palmó», ni «estiró la pata» ni «pasó a mejor vida». Hablemos de ello de una manera que equivalga a afrontarlo.

Dicté un curso en la universidad cuyo libro de texto tenía dos o tres páginas llenas de maneras de decir que alguien se había muerto sin usar el verbo «morir». Y estos términos se utilizan en los hospitales; yo los oigo continuamente. En Yale, el personal (yo no) dice que los pacientes «bradian», porque el depósito de cadáveres está instalado en el Edificio Brady. Cuando un amigo mío murió en la unidad de cuidados intensivos y a la mañana siguiente yo pregunté qué había pasado con él, la secretaria me dijo: «Bradió», y no hubo manera de conseguir que dijera que había muerto.

Pero podemos ver la muerte como una forma de sanar. Digámonos los unos a los otros: «Si estás cansado y necesitas irte, está bien». Mi madre dio permiso a mi padre para que se fuera, para que abandonara su cuerpo. Le habíamos conseguido una cama de hospital para que la tuviera en casa, y un día mi madre me llamó para contarme que papá le estaba diciendo: «Necesito salir de aquí, Rose». Ella lo interpretaba en el sentido de que no le gustaba la cama del hospital, pero yo le dije: «Mamá, de donde tiene que salir es de su cuerpo, no de la cama». Y ella lo entendió. Él no nos falló; se fue, rodeado de sus seres queridos, a las tres de la tarde. Y cada una de las personas a quienes él amaba y que podía llegar, estuvo allí. Él nos esperó a todos. Exhaló el último suspiro y se fue cuando la última persona entró en su habitación. Y así se logró algo hermoso.

Al terminar este libro hablaré algo más de cómo pudo morir con una sonrisa en los labios, y de lo que compartimos en esos últimos momentos. Si podemos entender que la muerte no es un fracaso, entonces nos sentiremos cómodos al usar la palabra «morir».

Debo añadir que hay algunas personas que, cuando se les concede permiso para irse, se recuperan o, tal como lo expresó una mujer, deciden no irse a ninguna parte. Su espíritu tiene un gran papel en su voluntad de vivir. Y esto lo he visto en la unidad de cuidados intensivos y en la sala de operaciones.

Lo veo también en los dibujos que hace la gente. Cuando se usa el púrpura, un color espiritual, para pintar, por ejemplo, una cometa o un globo que se sale del dibujo, lo interpreto como que la persona dice: «Estoy lista para irme». Para mí, está diciendo que su cuerpo es un lugar donde ya no quiere seguir estando. Eso no significa que a esa persona no le gustaría vivir cien años si estuviera bien, sino que dice: «Estoy dispuesta a irme, de modo que dejadme ir». Entonces, abandonar el cuerpo es una transición espiritual, la siguiente forma de sanar. Así uno vuelve a estar entero.

Recordaré siempre a una señora a quien cuarenta años atrás le habían amputado un brazo a causa de un cáncer. Pero dibujó una imagen de sí misma con los dos brazos. Ahora bien, si hace cuarenta años que te falta un brazo, ¿cómo es que lo vuelves a poner en tu imagen? El dibujo me dijo que aquella señora estaba dispuesta a morir, y que una vez más, se sentía completamente entera. Cuando te mueres, en cierto sentido recuperas todas tus partes.

Estas personas no han fracasado; han sanado.

Recibí una carta en que una señora me decía:

> Día tras día he vivido y he amado, y la vida que he tenido hasta este momento es un regalo. [...] Yo no soy una enfermedad ni su fealdad. Sé que mi espíritu y mi luz sanan, e irradio una luz que va más allá de todo conocimiento y es bella, y esa belleza es lo que soy. Es mi espíritu lo que vivirá eternamente, y es esa parte perdurable de mí lo que llevaré conmigo a la eternidad y lo que celebraré en la presencia de mi Dios. Por nada del mundo quisiera habérmelo perdido.

Un joven que era estudiante de medicina y había enfermado de cáncer escribió a sus amigos unas cartas maravillosas (que sus padres, Sue y Bob Clark, me enseñaron después de su muerte). En una de ellas, escribía:

> Vuestro apoyo me ayuda a mantener alto mi espíritu. Os lo agradezco. Siento que debo deciros que, aunque no llegue a cumplir mis sueños tal como los soñé, sé que eso no se debe a que Dios me haya fallado, ni mi familia, ni mis amigos ni mis médicos, ni tampoco porque yo me haya fallado. Quizá mi cuerpo me falló.

–Vivió la totalidad de su vida –dijo su madre–. Murió abrazando a una enfermera, y vivió hasta el final. Estamos orgullosos de él.

En un taller, un participante dijo que no temía tanto a la muerte como a tener que morirse «a trozos», y preguntó cómo podía uno llegar a controlar la situación y mantener el control, para así liberarse del miedo.

Mi respuesta es que en vez de pensar en el «control», es mejor pensar en la paz anímica. Cuando intentamos controlar, introducimos la artificialidad, como cuando la gente está sufriendo pero, de todas maneras, sonríe y dice que está bien, pensando que así nadie podrá decir que perdió el control. «Mi enfermedad es una molestia», solía decir un hombre, y al representar el papel de sano, se estaba matando. Entre sus vecinos, nadie sabía lo enfermo que estaba. Se desplomaba cada vez que entraba en el cuarto de estar, y entonces había que llevarlo a la cama. Pero a la mañana siguiente, con gran esfuerzo, se levantaba y volvía a salir. Sin embargo, no tenía nada controlado; no hacía más que negar la situación e interpretar un papel.

Si lo que quieres es control, enfréntate con tus miedos, por ejemplo con el de «morirte a trozos». ¿Qué significa esto? Tal vez, en cierto sentido, nos muramos a trozos cuando tenemos conflictos. Resuélvelos. Puede ser que morirte a trozos te ayude a entender lo que vales. ¿Cuántos «trozos» hacen que una vida valga la pena de ser vivida? ¿Te mueres si no puedes trabajar, o caminar? Para ti, ¿vale la pena la vida si durante una hora diaria puedes disfrutar de la compañía y el amor de tu familia? He aquí preguntas que puedes contestar, y así decidir si te quedan suficientes «trozos» para apreciar la vida. Has de entender que si estás preparado para morir, perfecto. Si esa es tu opción y estás dispuesto a abandonar tu cuerpo, puedes morirte en casa, rodeado de tus seres queridos, y no le habrás fallado a nadie.

Tras haber patrocinado varias de mis conferencias, Marilynn Rivest, una joven que tenía cáncer de mama y era asistente social, acudió a una reunión de nuestro grupo de ECaP. Me contó que se iba a Florida para morir entre sus amigos. Cuando llegó, un amigo que estaba trabajando con niños autistas y delfines, la hizo meter en el agua con los delfines. El amor, el afecto y la ternura de los delfines la hicieron cambiar y le prolongaron la vida. Marilynn sintió la belleza y la paz que había en su relación con ellos, y aprendió muchísimo de esa relación. Varios años después, cuando estaba cansada y ya dispuesta a irse, volvió a Connecticut. Una noche me llamó para decirme que le costaba morir.

–Qué gracioso –le dije–. Es la primera vez que me telefonea un delfín.

A la mañana siguiente, me llamaron sus padres para darme las gracias; me dijeron que esa noche había muerto tranquila y pacíficamente.

Por lo tanto, si quieres, sé un delfín. Vuelve a tus instintos, a la parte de ti que sabe vivir y morir. No te dejes avasallar por la sociedad. No permitas que nadie te diga lo que está bien y lo que está mal para ti. Vive tu vida; entonces, no te morirás a trozos. Cuando estés preparado para morir, te morirás.

Es lo que veo en los grupos de ECaP: más del noventa

por ciento de las personas que formaban parte de ellos y han muerto no han necesitado nunca ser ingresadas en una residencia. ¿Por qué no? Bueno, ¿para qué sirve una residencia? Para resolver situaciones y dificultades de la vida, para afrontar los problemas físicos y emocionales y ayudarte en el proceso de morir... y ese es un papel muy valioso e importante. Pero si has vivido plenamente, morir no es un problema. Es decir que los miembros de nuestros grupos que han vivido plenamente han compartido todo eso, y cuando llega el momento de morir, están dispuestos y se mueren. Puede ser que tarden un día, o una semana, porque quizás estén esperando que alguien venga a visitarlos, pero esto no es morirse a trozos, sino un proceso de conclusión y realización.

–¿Qué puede hacer uno para recibir de un modo positivo la muerte, cuando parece la definitiva pérdida de control? –me preguntó una mujer.

Yo no defino la muerte como una «pérdida de control». Vivimos el regalo de la vida, intentando utilizar todo su potencial. No tenemos el control de nada. Esto no significa que no seamos responsables y no vivamos plenamente. Pero lo de tener el control es una ilusión. Lo único que controlamos son nuestros pensamientos. Nuestras decisiones son nuestras. Como decía la enfermera que había trabajado en la sala de partos y en una residencia para ancianos, la muerte es una transición, como el nacimiento.

Hay entre nosotros quienes tratan de evitar el cambio, pero éste es inevitable. El envejecimiento es inevitable. Yo diría que hay que afrontarlo y utilizarlo. Si te limitas a vivir en el momento, ¿qué edad tienes? Ninguna. Estás gozando del momento. Sin embargo, la mayoría no quiere aceptarlo.

Claro que sé que al envejecer ya no puedo correr tan rápido ni llegar tan lejos como hace años, pero todavía puedo participar en una actividad y disfrutar como si aún fuera un niño. O sea que, en cierto sentido, esa paz que llega con la actividad, con el significado del día, nos impide concentrarnos en la muerte. Si me preguntas cuál es el mejor día de mi vida, te responderé que es hoy.

En mi vida he corrido tres maratones y me he entrenado para cuatro. Cuando me entrenaba para el segundo, me excedí, me hice daño y no pude participar. Pero en 1991, la segunda vez que corrí en un maratón, me entrené de un modo más sensato. Corrí con mi nuera Judy, una joven médica, y mi hijo Jonathan, que es abogado. Judy sabía que una de las razones de que yo volviera a correr era escuchar a la mujer que nos gritaba: «¡Sois todos ganadores!», y ese año estaba allí otra vez. Judy también la oyó, y eso contribuyó a alegrarme cada día.

Ya he dicho que Dios nos envía señales cuando vamos por el buen camino. En *La comedia humana*, de William Saroyan, hay una escena en que dos hermanos van por la calle. Uno de ellos tironea al otro por la manga y le señala un centavo que brilla en el suelo:

> «Un centavo –dijo Homer–. Recógelo, Ulysses, que trae buena suerte. Y guárdalo siempre.» Y Ulysses recogió el centavo, y al mirar a su alrededor vio que todos le sonreían por su buena suerte.

Cuando estaba a punto de empezar mi primer maratón, con cuarenta y dos kilómetros por delante, sentí que necesitaba una señal de que iba por el buen camino, y me encontré un cuarto de dólar entre los pies en la línea de salida y un centavo mucho más adelante. Entonces esta vez volví a mirar, preguntándome si encontraría mis veintiséis centavos. (Yo no tengo miedo de compartir mis locuras con la gente.) Y cómo no, ahí en la hierba, esperando con 25.000 personas a que se iniciara la carrera, encontré un centavo. Pensé que había muy pocas probabilidades de hallar un cuarto de dólar en las calles de Nueva York, pero muchos kilómetros después, tirado en el suelo frente a nosotros mientras corríamos el maratón, ahí estaba. Me gusta pensar que esto también fue un signo de que yo iba bien encaminado, y de que Dios se estaba divirtiendo un poco conmigo.

Me enorgullece decir que 21.000 personas terminaron la carrera antes que yo. Me enorgullece porque me doy cuenta de que lo más importante era participar, y la alegría de llegar los tres juntos a la línea de llegada. Fred Lebow, el organizador de la carrera, dijo que a quienes admira más es a las personas que tardan cinco horas en acabarla, porque para ellas es mucho más difícil. Todo el mundo ganó una medalla, y yo estoy orgulloso de la mía.

La cuarta vez, corrí para celebrar mis sesenta años. Fred Lebow, que tres años antes había tenido un cáncer de cerebro, también corrió, y animó a la gente a correr con el fin de reunir dinero para el cuidado de los enfermos de cáncer y la investigación de esta enfermedad. La pasión aparece cuando sufrimos. Fred Lebow recibió más de dos mil cartas de felicitación por correr tras haberse sometido a tratamiento por su cáncer.

Esa vez corrí solo, para estar conmigo mismo. Jon y Judy terminaron antes que yo. Fui el número 22.530, pero sólo corrían 545 personas de mi edad. En mi grupo de edad, estaba justo en el medio.

Una vez más, comprendí que todos somos ganadores.

Lo único que sé con respecto al hecho de aceptar la muerte es que ya me llegará el momento. Me entristecerá despedirme de mi familia, de la vida, de las flores. Ahora, miro a mi alrededor y me veo rodeado de belleza, del cielo y de la creación. No quiero irme, pero cuando ya no pueda formar parte de esta belleza, el cuerpo no me funcione, y me convierta en una flor o una hoja que está a punto de caer, ese será el momento.

Y de este modo aceptaré el siguiente paso, la siguiente sanación, que será irme. Creo que somos algo más, y que realmente existimos de alguna otra forma cuando el cuerpo llega a su fin. Creo que es fascinante que sigamos adelante y nos embarquemos en una aventura nueva. Y así avanzo hacia la aventura de la muerte, que al mismo tiempo me entristece, y espero poder hacerlo de manera tan hermosa como lo han hecho algunos de mis seres queridos y de los miembros de mis grupos.

Quiero ser capaz de tomármelo como un reto. Cuando me entreno para correr un maratón, me enfrento conmigo mismo y con mi cuerpo. Quiero ver la muerte de la misma manera, afrontarla y enfrentarme a ella. Espero que cuando me muera ya habré dejado de tener miedo de todo, hasta de la muerte. Si lo he conseguido, estaré preparado. Si me quedan cosas sin terminar, entonces sí que me sentiré mal. Tal vez sea algún cuadro que quiera pintar, alguien con quien necesite hablar... es posible que no me alcance el tiempo. Como me conozco, sé que puede ser así. Pero me afanaré como un loco para que me alcance para todo, para que cuando la muerte llame a mi puerta, pueda decirle: «Hola, amiga. Me siento dolorido. Tómame en brazos y llévame, que estoy preparado para irme contigo».

Cuando empecé a dar clases en una universidad local, la Southern Connecticut State University, el primer día pedí a todos los estudiantes que llenaran su propio certificado de defunción. Era increíble ver a todos esos jóvenes escribiendo en el certificado que iban a morir de cualquier variante de muerte trágica, antes de los cuarenta, de los cincuenta o de los sesenta. En mi propio certificado, yo puse que me moriría a los noventa y ocho. Habría subido a una escalera para hacer algún arreglo en el tejado de la casa, y toda la familia estaría reunida porque sería mi cumpleaños, y todos me gritarían porque a mi edad ya no debería estar haciendo semejante cosa. Y yo me caería de la escalera y me mataría.

Últimamente he tenido mis razones para reflexionar sobre lo que escribí en mi certificado de defunción para aquella clase. Creo que me conozco demasiado bien, y que será mejor que vaya cambiando algunos hábitos.

El Cuatro de Julio hicimos un picnic en casa de nuestro hijo Jeffrey, y cuando volvimos a casa Bobbie se fue a echar una siesta. Yo apoyé nuestra vieja escalera de madera contra la casa; parecía estar en perfectas condiciones. Me subí al tejado para cortar una rama, llevando la sierra en la mano. Cuando volví a la escalera y empecé a bajar, el primer escalón me falló. Parece que tenía una parte podrida, y con mi peso se partió, y yo me caí desde unos cuatro metros, más o menos. No recuerdo la caída, pero seguro que no vi desfilar toda mi vida en un instante, ni hubo nada espiritual. No hice más que decir: «Ay, Dios», y me caí. Debo de habérmelas arreglado para sujetarme a la escalera, de modo que caí de pie y después de espaldas, y sólo recuerdo que di de cabeza en el camino de entrada para el coche. Durante unos cuantos minutos, bastante mareado, me quedé allí tendido, pensando que tenía una leve conmoción. Pero, naturalmente, de lo que me di cuenta una vez más fue de lo insegura que es la vida. Si se me hubiera enganchado un pie en el escalón y hubiera caído primero de cabeza y no de pie, quizás ahora no estaría aquí escribiendo este libro. Por eso creo que todos necesitamos aprender que la vida es incierta y que hay que vivirla plenamente.

También recuerdo otra experiencia diferente en la que estuve cerca de la muerte. Cuando tenía cuatro años, estaba sentado en la cama, con una infección en el oído. Había desmontado un teléfono de juguete, que evidentemente no era un juguete demasiado seguro. Me puse las piezas en la boca porque sabía que así lo hacían los carpinteros, las personas mayores. Así trabajaban. Me puse, pues, en la boca las partes del juguete y al respirar estuve a punto de ahogarme con ellas. Me sentía totalmente en paz, y todavía recuerdo aquella sensación mientras estaba ahí sentado. Sabía que morirme no era ningún problema; ya a los cuatro años tenía un sentimiento muy espiritual de ese momento. Pero me sentía mal porque sabía que mi madre, a quien podía ver en la cocina, aunque no pudiera llamarla, cuando entrara, me vería muerto y diría: «Qué niño más terrible, se ha muerto». Realmente me sentí así, como si muriéndome fuera un niño muy malo. Los niños buenos no hacen eso. (¿No es maravillosa la culpa?)

Y entonces, de pronto, vomité y todas las partes del teléfono salieron volando y pude volver a respirar. También tuve la sensación de que alguien había tomado la decisión de que yo no tenía que morirme en aquel momento... quizá la misma energía, o fuerza o Dios que me salvó cuando me caí de la escalera.

En todo caso, puedo decir que mi hijo Jeffrey me ha comprado una escalera nueva y mucho mejor hecha. No puede oxidarse, ni pudrirse ni conducir electricidad. Estoy seguro de que durará más que yo.

Morirse según lo previsto

En los sueños, poemas y dibujos hay toda clase de signos de que la gente tiene precogniciones de la muerte. Recuerdo un poema que apareció en el periódico local; lo había escrito una de las personas que murieron cuando a un avión comercial se le desprendió una puerta en vuelo. El poema, escrito semanas antes, hablaba de sentirse absorbido en un vacío y hundirse en el mar. Cuando uno lo lee, piensa: «Vaya, pues lo sabía».

Es cierto que hay accidentes, pero a veces la elección de cuándo morimos es nuestra. Así se ve en un artículo llamado «La postergación de la muerte para ocasiones simbólicamente significativas», que se publicó en el *Journal of the American Medical Association*. Las estadísticas revelan que, en todas las culturas, se muere más gente después de los cumpleaños y los días de fiesta. Cuando tenemos algo que esperar, una expectativa, podemos aferrarnos a ella. Llevamos dentro una voluntad, libramos una lucha para participar en acontecimientos importantes. Oigo decir a la gente: «Me voy a morir a las dos, cuando lleguen los niños de California», y realmente, así sucede.

Hay personas que han soñado que morían en un avión, o en una fecha determinada, o en un quirófano. Y esto sucede con la suficiente frecuencia como para saber que tenemos el sentido de la intuición.

Si recibes un mensaje así, no subas al avión. Si sueñas que te mueres un jueves en el quirófano, no dejes que te operen ese día. Una señora soñó que en su lápida decía: «Jueves». Decidimos que no la operaría en jueves, y ambos nos sentimos mejor.

Recibí una carta de un hombre que había escrito en el sobre: «Muerte programada». Nadie se muere según lo programado externamente, sino más bien según la programación personal de su propia vida.

Desde Francia me escribió una enfermera para hablarme de un hombre de treinta años con un cáncer generalizado que quería ver la primera comunión de su hija. El gran día llegó y la niña fue a visitarlo con su vestido de comunión. A pesar de su estado, el padre parecía completamente feliz, y «murió al día siguiente, una vez logrado su objetivo».

Si logras tu objetivo, entonces forma parte de lo previsto. Eso no significa que queramos morir, sino que hay un momento en el que abandonar el cuerpo es la siguiente forma de terapia.

Patricia Zacharias me contó que cuando a su padre le diagnosticaron el cáncer, nadie en la familia quería aceptarlo como un hecho. Después de haber leído mis libros, Patricia los reunió a todos, compartió con ellos su amor y le dijo a su padre que por el hecho de morirse no los estaría abandonando. Todos lloraron, se abrazaron, se besaron y se demostraron mutuamente amor durante los últimos días de su padre. En cuanto a él, se sentía en paz. Empezó a tener experiencias extracorporales. Su hija escribe:

> Preparó su testamento vital y tomó sus disposiciones para el funeral. Incluso precisó la ropa que quería llevar en su funeral: la chaqueta deportiva verde que usaba para jugar al golf, y las zapatillas de goma que tan cómodas habían sido para él durante los últimos meses antes de caer definitivamente en cama. [...] Durante la última semana sentía que iba viajando por un largo túnel que tenía al final una luz brillante de hermosos colores. A mí eso me fascinó, porque mi padre jamás se había expresado de semejante manera.

Otra mujer me mandó lo que su hijo de catorce años, Thomas Connor, escribió en un periódico escolar una semana antes de morir:

> Hay personas que piensan que la muerte es un gran alivio; creen que la vida es un castigo, y que la muerte es una «prisión mejor» al final de todas las aflicciones de la vida [...]. Pero la vida tiene más momentos altos que bajos [...]. Al final darás la bienvenida a la muerte, no como un medio de escapar de la vida y sus penurias, sino como una recompensa final por todos sus altibajos.

Una semana después de la muerte de Thomas, un pastor habló de él en su sermón. El pastor no lo había conocido, dijo la madre de Thomas, pero de haber sido así, «habría sabido que siempre se acordaba de dar las gracias cuando estaba a punto de cerrar la puerta al irse». El pastor dijo a los fieles:

Dios da a cada alma una vida nueva. Y Dios miró y vio delante de sí un alma y dijo: «Es una vida corta, sólo catorce años, pero han sido unos buenos años». Y el alma respondió: «Oh, qué bien. Perfecto. Lo acepto». Y, dando un salto, echó a correr colina abajo hacia las puertas. Y tan pronto como había arrancado, se detuvo de un patinazo y se volvió hacia Dios, que ni por un instante había apartado los ojos de él. «Y gracias –le gritó–, gracias.»

Una mujer dijo de su padre:

Su enfermedad continuaba progresando, pero yo tenía la sensación de que él seguiría vivo durante cuatro meses más porque se avecinaban días especiales en los que quería participar. [...] Durante dos semanas estuvo hablando de lo poco que faltaba para nuestro gran día. Tuvimos un hermoso aniversario, con una gran cena, brindis con champán y pastel, que mi hermana sirvió con gran amor. Él comió y parecía estar bien. Después [de la celebración] se volvió a la cama y ya no se levantó. Sufrió intensos dolores cinco días antes de morir, y se preguntaba por qué seguía con vida, por qué los ángeles no se le habían aparecido todavía. Juntos decidimos que la razón de que el Señor aún no se lo hubiera llevado era que nos estaba preparando a nosotros para aceptar su ausencia y dejarlo en Sus manos. Ese jueves nos reunió, habló todo el día, tuvo unas fuerzas excepcionales para su estado y compartió abiertamente su amor con nosotros y con su Señor. Eso le dio ocasión de mostrarnos cómo se sentía, mediante abrazos y lágrimas. Esa noche se le aparecieron dos ángeles a los pies de la cama. Entonces nos dijo que a la mañana siguiente ya no estaría aquí. Murió a las 11.25 de ese día.

Estoy seguro de que la desaparición del dolor en el caso de este hombre se relaciona con la falta de conflicto y con la paz que sentían todas las personas implicadas. Dime ahora si ponerse una bolsa en la cabeza o respirar monóxido de carbono para morir puede hacer eso por una familia.

Las medidas extraordinarias

Recientemente, en una conferencia, me preguntaron qué pienso de la eutanasia. De alguna manera, yo nunca siento que el suicidio activo sea apropiado. Cuando el cuerpo está cansado y ya no funciona, creo que lo adecuado es irse, dejar de nutrir ese cuerpo y permitirle que se muera. Eso es diferente de ponerse una pistola en la sien. Creo que el suicidio puede dejar a toda una familia con el mensaje de que, ante la adversidad, la consigna es abandonar.

Cuando mueres de un modo natural dejas detrás algo de ti. El que se suicida deja un vacío y no enseña a los demás nada sobre la vida y el hecho de vivir.

No me gusta ver que la gente se suicida por algo a lo que tiene miedo. No me opongo a que se ayude a morir a la gente, en el sentido de que si alguien ha dicho que sufre y está dispuesto para irse, se impida que la familia o las enfermeras lo regañen diciéndole que se acabe la comida.

–Si estoy en el hospital para morirme, ¿por qué me tengo que terminar la comida? –preguntó un hombre.

También se puede ayudar a los moribundos sedándolos para que no sientan dolor, y puedan relajarse y dejarse ir. En ese sentido he ayudado yo a la gente. Les he ayudado a desprenderse de la culpa y a no sentirse unos fracasados.

Creo que si devolviéramos a la gente la decisión y el poder, dejaríamos de preocuparnos por la necesidad de suicidarnos porque tememos que nos aparezca una enfermedad de Alzheimer o algo que nos produzca dolor.

El verdadero mensaje es: no tengas miedo del futuro. Cuando estés listo, haz que todos lo sepan. Recuerda que cuando en Irlanda unos hombres iniciaron una huelga de hambre, sin comer ni beber, la muerte tardó alrededor de veintitrés días en llegar. Bueno, pues si puedes dejar de comer y de beber y morirte al cabo de veintitrés días, ¿de qué tienes miedo? ¿Qué podría pasarte?

Lo que podría pasarte es que viniera alguien, te metiera a la fuerza un tubo por la garganta, empezara a someterte a alimentación forzada y te impidiera morir. Pues entonces, redacta y firma un Testamento Vital, deja que todo el mundo sepa lo que quieres, y no tendrás que suicidarte. Puedes limitarte a dejar de vivir y permitir que el proceso se realice por sí solo.

Para muchas personas, esto forma parte del problema. Cuando vemos que un libro sobre cómo suicidarse se convierte en un éxito de ventas, hemos de darnos cuenta de que la gente siente que ha perdido su poder. Están tan preocupados por la vida que tienen miedo de no poder controlar su muerte. ¿Qué le diría tu suicidio a tu familia? ¿Qué legado se deja al morir respirando monóxido de carbono?

También me preguntan por el otro aspecto de la cuestión:

–¿En qué condiciones han de recurrir los médicos a «medidas extraordinarias» para mantener la vida?

Si te lo piensas, incluso un trasplante de corazón se puede considerar una medida extraordinaria. Empezamos este siglo rezando para que Dios nos salvara de la difteria, y estamos a punto de terminarlo pidiéndole que nos dé un donante para un trasplante de corazón. ¿Qué es una medida extraordinaria? Yo diría que tiene mucho que ver con el individuo. Si yo sigo sintiendo que soy capaz de amar y de hacer una aportación al mundo, sí que me gustaría que se tomaran medidas extraordinarias para mantenerme con vida.

Sé de un caso en que un juez se negó a permitir que se dejara morir a una señora en coma, como lo pedían el marido y el médico de la enferma. Hoy esa señora está bien y vive con normalidad. A mí me parece apropiado usar las medidas necesarias para mantener con vida a la gente.

Por otra parte, si me siento cansado y dolorido, una alimentación endovenosa podría ser una medida extraordinaria, y yo puedo negarme a recibirla.

Es decir que lo de «extraordinario» tiene que ver con la etapa que el paciente ha alcanzado en su vida. Hay cosas que yo, como médico, no podría hacer por alguien que tiene noventa años, y que sí haría con mucha facilidad por alguien de diez. Pero también he intentado resucitar a un paciente de noventa años porque sabía que estaba dispuesto a seguir peleando por su vida.

La American Association for Retired Persons [asociación estadounidense de jubilados] señala que el tratamiento del cáncer en los ancianos es diferente del que se utiliza en personas más jóvenes, y que es probable que a los mayores no se los esté tratando de la forma adecuada. Creo que esto tiene mucho que ver con el individuo, con el tipo de «dolores de parto» que esa persona esté dispuesta a soportar a su edad. No es simplemente cuestión de reprochar a la profesión médica que no trate de la forma adecuada a la gente. Quizá los médicos piensen en los ancianos como personas, y recurran a tratamientos menos enérgicos porque creen que el remedio podría ser peor que la enfermedad.

Lo mejor sería que cada uno de nosotros hiciera una lista de lo que entiende por «extraordinario», aclarando si con ello se alude a respiración asistida, trasplantes, alimentación endovenosa o lo que fuere, y se la mostrara a sus familiares y a sus médicos. Por lo menos podemos darle a la gente una idea de lo que pensamos y lo que consideramos importante para vivir, porque alguien a quien se hace volver del otro lado puede preguntar por qué no lo dejan en paz, si lo que él quería era morirse, y otro que ha perdido uno o más miembros, o que está tetrapléjico, quizá quiera seguir colaborando en el mundo y se sentirá feliz de estar vivo.

El amor permanece con nosotros

«En esencia, llevamos con nosotros el amor que hemos recibido, mucho después de que la fuente de ese amor haya desaparecido ya de nuestra vida», dice John M. Schneider en un artículo publicado en *Noetic Sciences Review*.

> Fue Gandhi quien expresó que el dolor por la pérdida de un ser amado era quizás el mayor de nuestros engaños, porque dentro de nosotros mantenemos el carácter esencial de esa relación. El hecho de que sea solamente la forma, no la sustancia, lo que se pierde, es algo que la mayoría de nosotros sólo podemos apreciar como consecuencia de la experiencia y del duelo, y no en vez del duelo.

En nuestras reuniones de grupo, en la semana siguiente a la muerte de alguno de los miembros que realmente ha vivido, que ha asumido sus desafíos y se ha enfrentado a sus aflicciones, he visto una cordialidad, una integridad y una plenitud especiales en la habitación, a pesar de que esa persona se haya ido. Y cuando eso no se ha producido, se siente un vacío, porque no podemos completar la vida de alguien que se ha ido.

Michael Lidington, el joven del que ya he hablado, a quien le reapareció el cáncer, escribió un poema que, según su voluntad, su hermano Ryan leyó durante el funeral como su último mensaje:

Atrévete

¿No hubo acaso un tiempo
en que un hombre podía ser un hombre
y una mujer podía ser una mujer
y cada uno podía vivir sin el mundo?

Veo un mundo en que el desastre está anunciado.
Vivo en una fantasía desde los tiempos de antaño.
A la gente no le importan las sedas ni el oro.
Nadie es malo, nadie está en libertad condicional.

Vine a este extraño mundo sin distinguir arriba ni abajo.
Es un mundo de independencia donde la gente necesita amar.
Haz lo que yo he hecho y enfréntate al mundo
sin dar nada por sentado, y sabiendo a dónde vas.

Libérate de tus restricciones físicas, no te fíes de nada.
Este mundo material no triunfará sin el amor de Dios.
Mucha gente te quiere; no estarían aquí por ti, si no.
Créeme, cualquier cosa es mejor que nadie.

Sécate las lágrimas, que yo me lo paso bien.
Haz lo que yo hice y acepta el mayor reto de tu vida.
Ya ves, yo vencí en el duelo. Gané.
Pronto estaré en un lugar mejor, sin odio ni enfermedad.

Siempre estoy contigo, así que no quiero ver
ni una lágrima en tu cara.
Tú puedes derrotar al mundo.
Por eso te desafío. Atrévete.

Michael Charles Lidington murió en paz, en su casa. Tenía quince años. Después del elogio fúnebre, las canciones y los poemas que le dedicaron, él tuvo la última palabra.

La profesora C. Regina Kelley, una escultora que enseña en la Escuela de Arte de Maine, ha iniciado un curso como parte del Programa para Enfermos Terminales de su comunidad. Dice Regina:

> En las culturas tradicionales, la gente iba al médico brujo no sólo por sus propios problemas, sino para devolver la armonía

a su familia y a su comunidad. Cuando se considera una enfermedad bajo esta luz, la sanación se produce muchas veces aun cuando el paciente se muera.

Esto es algo que he podido ver una y otra vez. Uno puede dejar plenitud detrás de sí. Familias enteras pueden sanar por obra del proceso de la muerte de un individuo, merced a lo que dieron tanto en un sentido espiritual como, a veces, también en un sentido físico.

Si quieres vivir eternamente, ama a alguien.

Una conclusión dichosa

Ahora me gustaría explicarte dos historias que han sido importantes para mí en mi intento de entender qué es la vida y para qué estamos aquí. Una de ellas se refiere a mi padre, que murió hace poco.

El 23 de junio de 1991, cuando él murió, supe que somos capaces de realizar todas las cosas de las que he hablado en este libro. Se fue un domingo, a las tres de la tarde, con una sonrisa en los labios, rodeado de todas las personas que lo amaban y que habían podido estar con él. El domingo por la mañana, cuando nos acercamos a su lecho, le pedí a mi madre que me contara cómo se habían conocido, qué era lo que había unido a esas dos personas y las había llevado a fundar una familia. Y ella inició un relato lleno de humor.

Un día, mientras pasaba las vacaciones con su familia en Coney Island, Nueva York, estaba sentada en la playa con algunas chicas que no conocía.

–Después supe que su reputación no era muy envidiable –contó.

Mi padre, que también estaba de vacaciones con su familia, llegó a la playa con otros adolescentes. Tiraron una moneda al aire para ver quién se quedaba con qué chica. Y, como dijo mi madre:

–Tu padre perdió; le toqué yo.

Pues bien, ahí empezamos a reírnos. Yo observaba cómo mi padre iba adquiriendo mejor color a medida que el relato avanzaba, y le apareció una sonrisa en los labios. Tenía la sensación de que en cualquier momento podía abrir los ojos y decir:

–He cambiado de idea; este mundo es muy divertido, y he decidido que hoy todavía no me iré.

Pero finalmente llegó mi hija Carolyn. Era la última persona que podía llegar a verlo en su lecho, ya que los demás nietos estaban repartidos por todo el país. Mi padre no lo sabía conscientemente porque estaba casi en estado de coma, pero creo que en un nivel más profundo se dio cuenta de quién llegaba.

–Aquí está Carolyn –dijo Bobbie, y en ese momento mi padre exhaló su último suspiro y murió con una sonrisa en el rostro.

Fue un increíble regalo para todos nosotros, en especial para sus hijos y nietos, que ahora no tenemos razón alguna para temer a la muerte. Uno de mis hijos me preguntó si así era la muerte.

–Así es como debería ser, pero lamentablemente, por lo general no es así –le dije.

Por eso te pido que pienses que también tú puedes morir con una sonrisa. Es muy sencillo. Tu familia y tus amigos te rodean, y te vuelves hacia ellos, diciéndoles que cuenten cosas de vuestra vida en común. Ahora bien, si hay un silencio total, estás en un apuro. Por eso te prevengo que vayas haciendo ahora alguna de esas cosas infantiles y maravillosas que todo el mundo recordará y atesorará. Es evidente que la clave de esto, y de cómo vivir día a día, es vivir en el momento... no «entre» esto y lo otro, ni en un sentido limitado, sino ahora mismo.

Aquellos recuerdos de mi padre me ayudaron a ir desprendiéndome de mi duelo. Algo más me ayudó también. Una mujer que vino a un taller me había dado un libro llamado *Poems That Touch the Heart* [Poemas que llegan al corazón], una antología recopilada por A. L. Alexander. Un día, alrededor de una semana después de la muerte de mi padre, en que me sentía abrumado por el dolor, la tristeza y la pérdida, eché mano del libro y lo abrí. Me encontré con un relato poético llamado «La vela apagada», de Strickland Gillilan.

Se trata de un hombre que es incapaz de reaccionar después de la muerte de su hija y que no puede sobreponerse ni hacer nada. Un día se va a dormir y sueña que está en el Cielo, donde todos los niños desfilan con velas encendidas, salvo una pequeña, la última de la fila, que la lleva apagada.

El hombre corre hacia ella y, al acercarse, se da cuenta de que es su hija. Cuando llega a su lado, le pregunta:

–¿Cómo es, cariño, que tu vela es la única que no está encendida?

–Padre –responde ella–, me la encienden una y otra vez, pero tus lágrimas siempre me la apagan.

Aquello me ayudó a liberarme de la carga y a seguir viviendo.

Aprendí que la alegría es la mejor forma del recuerdo. Piensa qué es lo que puedes hacer para morir con alegría en el corazón, sabiendo que has vivido plenamente y que has hecho todo lo que viniste a hacer a este mundo.

Lo que te pido es que empieces a estar totalmente presente, y que dejes de representar un papel. No actúes: sé. Cultiva tu relación de sanación con los médicos, con tus compañeros, tu pareja y tus amigos, de manera que tu matrimonio y tus otras relaciones sean relaciones de sanación en las cuales se crea algo más grande, de tal modo que ya no tengas que esconderte ni sepultar tus sentimientos.

Sé que puedes seguir sanándote y dándote a luz. El parto puede ser difícil, pero si alguien te acompaña mientras vas dilatando, el proceso se hace mucho menos doloroso. Tú respondes a ese amor, ese cuidado y ese apoyo.

Comprende que Dios está presente en ese viaje. Si la palabra «Dios» te resulta incómoda, sustitúyela por «Amor», porque cuando amas, Dios, La hayas invitado o no, forma parte de tu vida.

Y cuando te canses, recuerda dejarte caer hacia arriba.

Créditos

Agradecemos la autorización para la publicación de las citas extraídas de las siguientes obras:

The Collected Works of C. G. Jung, traducidas al inglés por R. F. C. Hull, Bollingen Series, vol. 10: «Civilization in Transition». © 1960 *by* Princeton University Press.

C. G. Jung, *Memories, Dreams, Reflections*, © 1961, 1962 y 1963 *by* Random House, Inc. Publicado por Pantheon Books, una división de Random House, Inc.

Rabbi David Feldman, *Health and Medicine in the Jewish Tradition: L' Hayyim-To Life*, © 1986 *by* Lutheran Institute of Human Ecology. Autorización concedida por The Crossroad Publishing Company.

Richard A. McCormick, *Health and Medicine in the Catholic Tradition: Tradition in Transition*, © 1984 *by* Lutheran Institute of Human Ecology. Autorización concedida por The Crossroad Publishing Company.

Rachel Naomi Remen, M.D., «Spirit: Resource for Healing», *Noetic Sciencies Review*, otoño 1988, © 1988 *by* Rachel Naomi Remen. Autorización concedida por la autora.

John M. Schneider, Ph.D., «The Transformative Power of Grief», *Noetic Sciences Review*, otoño 1989, © 1989 *by* John M. Schneider. Autorización concedida por el Institute of Noetic Sciences.

Carol Guion, «Pop Out of Your Life Drama», *Noetic Sciences Review*, otoño 1992, © 1992 *by* Institute of Noetic Sciences. Autorización concedida por este Instituto.

Robert Frost, «The Death of the Hired Man», extraído de *The Poetry of Robert Frost*, edición de Edward Connery Lathen. Publicado por Henry Holt & Company, Inc., 1969.

Arthur Miller, «Death of a Salesman», © 1949, renovado en 1977 *by* Arthur Miller. Autorización concedida por Viking Penguin, una división de Penguin Books USA Inc.

Jason Gaes, *My Book for Kids with Cansur*, © 1987 *by* Jason Gaes. Autorización concedida por Melius Publishing Corporation.

James Buchanan, *Patient Encounters: The Experience of Disease*, © *by* James Buchanan (Charlottesville, Virginia, 1989). Autorización concedida por The University Press of Virginia.

Ashley Montagu, *The Direction of Human Development*, cap. 12, pp. 288-317, © 1970. Publicado por Hawthorn Books. Autorización concedida por el autor.

Maggie Strong, *Mainstay*, © 1988 *by* Maggie Strong. Publicado por Little, Brown and Company.

Robert E. Murphy, «First Day», *The Journal of The American Medical Association*, vol. 261, n.° 10 (10.3.1989), p. 1509. © 1989 *by* American Medical Association.

Bernadine Z. Paulshock, M.D., «A Doctor in Her House», *The Journal of the American Medical Association*, vol. 267 (8.1.1992), p. 297. © 1992 *by* American Medical Association.

Deepak Chopra, M.D., The *Return of the Rishi: A Doctor's Search for the Ultimate Healing*, © 1988 *by* Deepak Chopra. Autorización concedida por Houghton Mifflin Co. Reservados todos los derechos.

Annie Dillard, «Write Till You Drop», *The New York Times Book Review*, 28.5.1989, © 1989 *by* Annie Dillard.

Harold Kushner, *Who Needs God?*, © 1989 *by* Harold S. Kushner. Autorización concedida por Summit Books, una división de Simon & Schuster, Inc.

Richard Selzer, *Down from Troy: A Doctor Comes of Age*, © 1992 *by* Richard Selzer. Autorización concedida por William Morrow & Company, Inc.

Anatole Broyard, *Intoxicated by my Illness*, © 1992 *by* Herederos de Anatole Broyard. Autorización concedida por Clarkson N. Potter, Inc., una división de Crown Publishers, Inc.

John Updike, «Ode to Healing», de *Facing Nature*, © 1985 *by* John Updike. Autorización concedida por Alfred A. Knopf, Inc.

An Open Life: Joseph Campbell in Conversation with Michael Toms, © 1988 *by* New Dimensions Foundations. Autorización concedida por HarperCollins Publishers Inc.

Joseph Campbell, *The Hero's Journey*, edición de Phil Cousineau, © 1990 *by* Phil Cousineau. Autorización concedida por HarperCollins Publishers Inc.

Diane Osbon, *The Joseph Campbell Companion: Reflections on the Art of Living*, © 1992 *by* Diane Osbon y The Joseph Campbell Foundation. Autorización concedida por HarperCollins Publishers Inc.

James A. Knight, M.D., B.D., M.P.H., «The Religio-Psychological Dimension of Wounded Healers», *Psychiatry and Religion: Overlapping Concerns*, edición de Lillian H. Robinson, M.D. Autorización concedida por American Psychiatric Press, Inc., Washington, D.C.

Carlos Castaneda, *Journey to Ixtlan*, autorización concedida por el autor y por su representante, Tracy Kramer, Toltec Artists, Inc., 183 North Martel Avenue, Suite 220, Los Ángeles, California 90036. Publicado primeramente en *Journey to Ixtlan*, © 1972.

William Saroyan, *The Human Comedy*, © 1943, renovado en 1971 *by* William Saroyan. Autorización concedida por Harcourt Brace & Company.

ECaP (Exceptional Cancer Patients)

ECaP (Exceptional Cancer Patients) es la organización no lucrativa fundada por el doctor Siegel en 1978. En el área de Connecticut, ECaP ofrece un programa clínico con sesiones de grupo de apoyo conducidas por psicoterapeutas. A ellas pueden concurrir personas que padezcan cáncer, sida u otras enfermedades crónicas o que pongan en peligro su vida, como complemento al tratamiento médico que hayan elegido. Además, todos los años ECaP patrocina varios talleres dirigidos por el doctor Siegel, que están abiertos a cualquiera, tenga o no problemas de salud.

ECaP ofrece servicios como talleres de formación para monitores de grupos de apoyo, y otros de consulta para profesionales sanitarios. Publica una guía de recursos con valiosa información, en la que se incluye la fecha y la hora de los talleres del doctor Siegel, información médica y más de ciento cincuenta listas de servicios de apoyo y de las sedes regionales existentes.

Todos los libros del doctor Siegel, así como las cintas de vídeo y casetes en que aparece, se pueden pedir a ECaP, que también distribuye muchos otros libros y cintas de visualización guiada realizados por otros conocidos expertos en sanación. Para hacer un pedido, solicitar el envío gratuito de un catálogo de libros y cintas u obtener información adicional, por favor escriba o llame a:

ECaP
1302 Chapel Street
New Haven, CT 06511
Tel. (203) 865 8392
USA